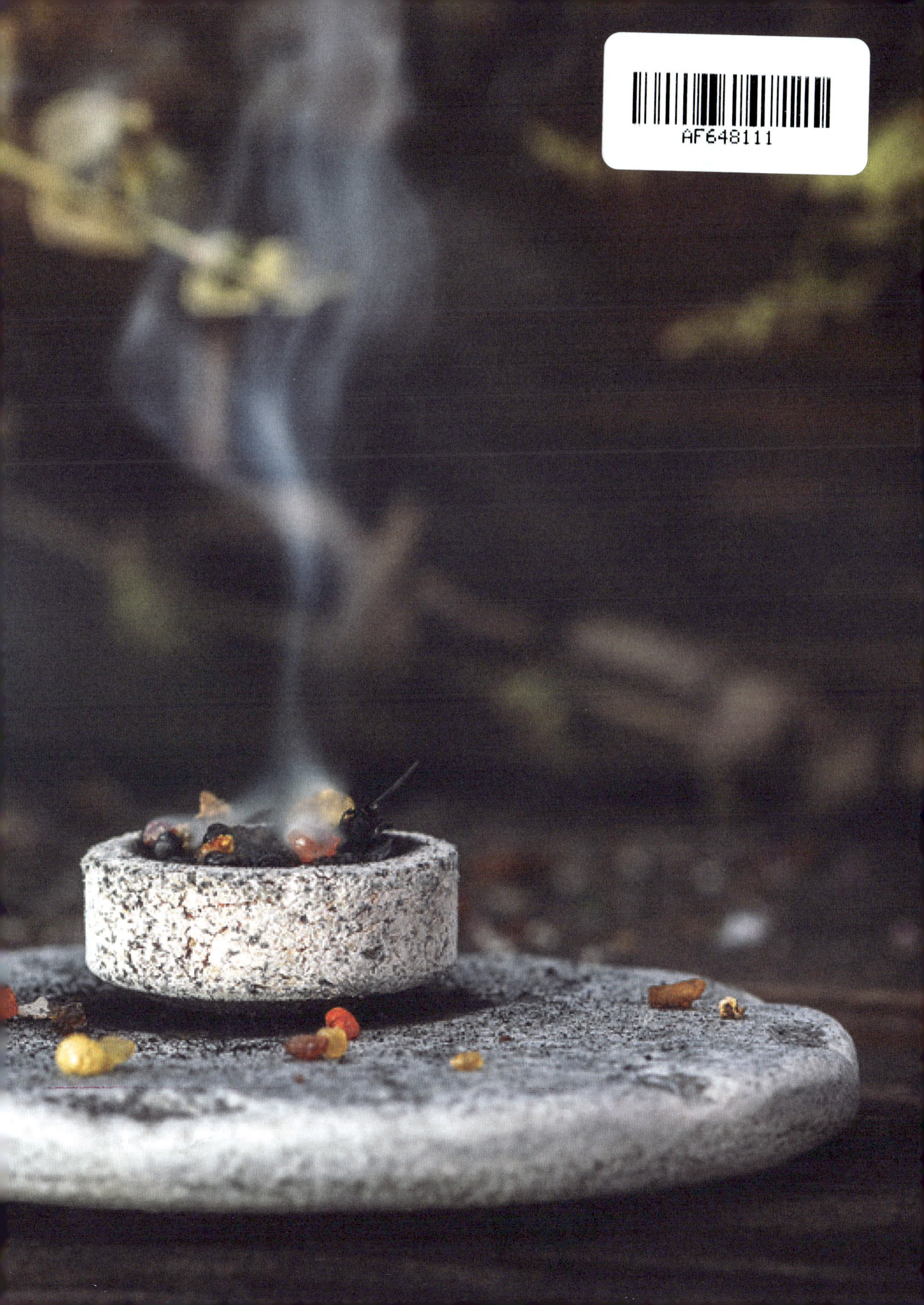

ADOLFINE NITSCHKE

RÄUCHER-MOMENTE

im Jahreskreis

DIE KRÄFTE DER WILDPFLANZEN FÜR SICH NUTZEN

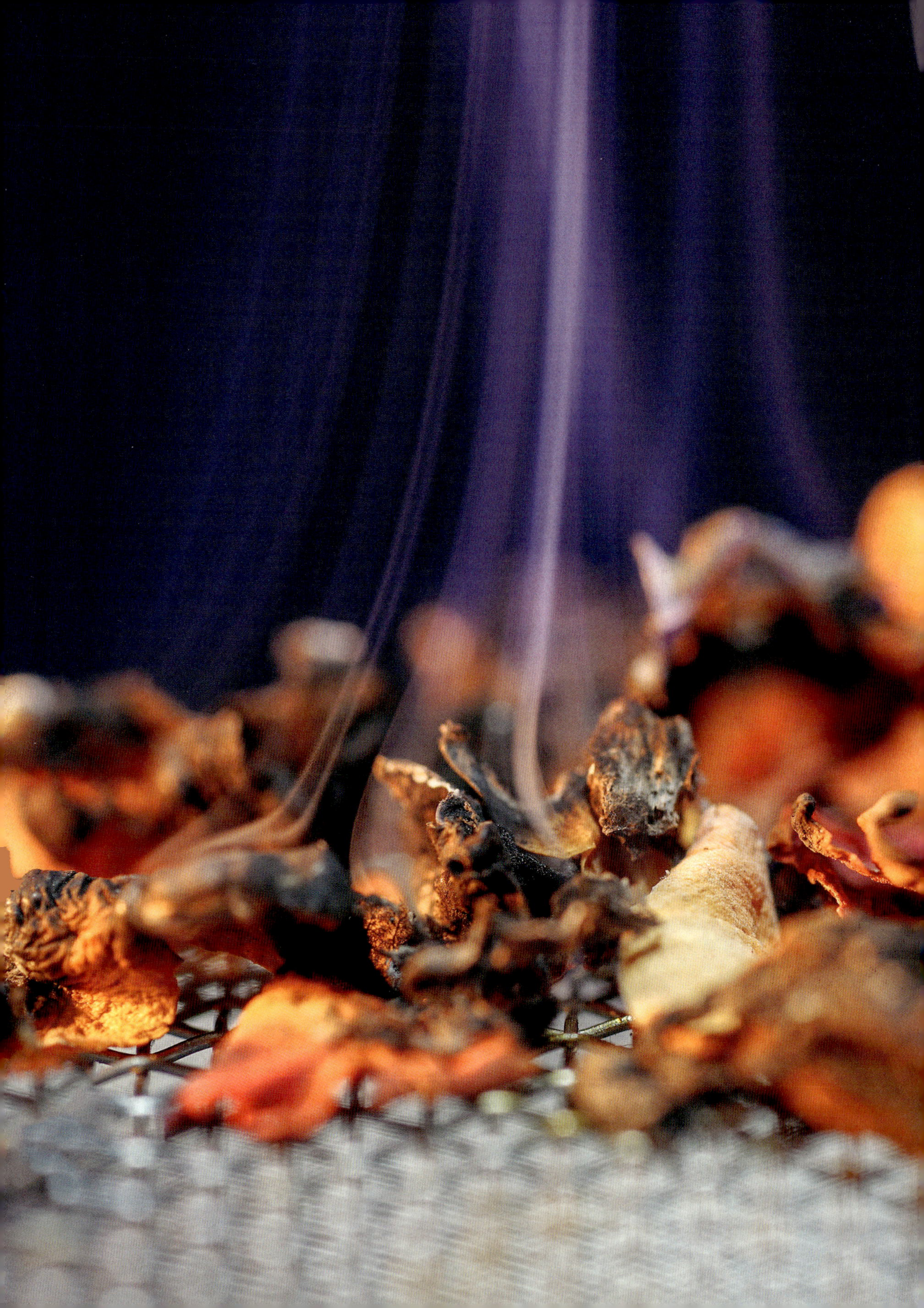

ADOLFINE NITSCHKE

RÄUCHER-MOMENTE

im Jahreskreis

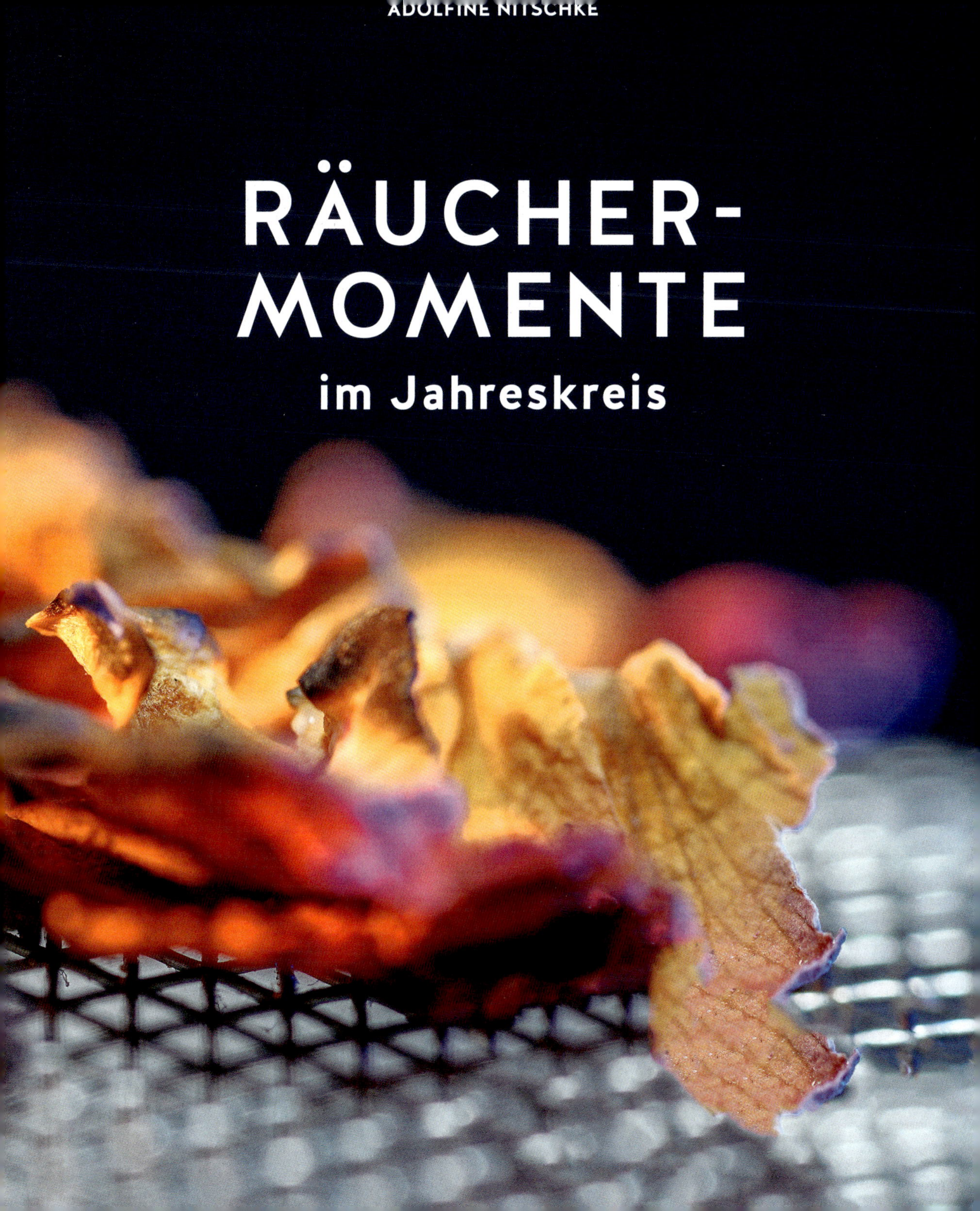

INHALT

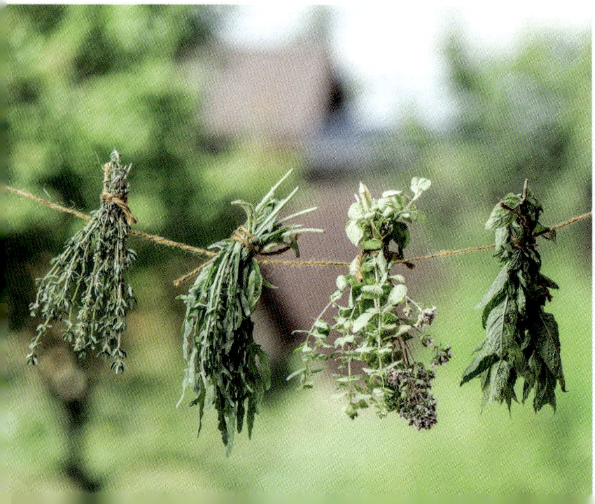

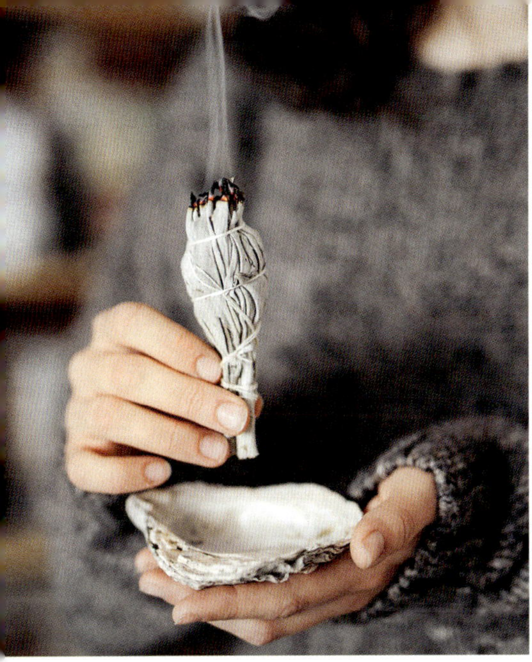

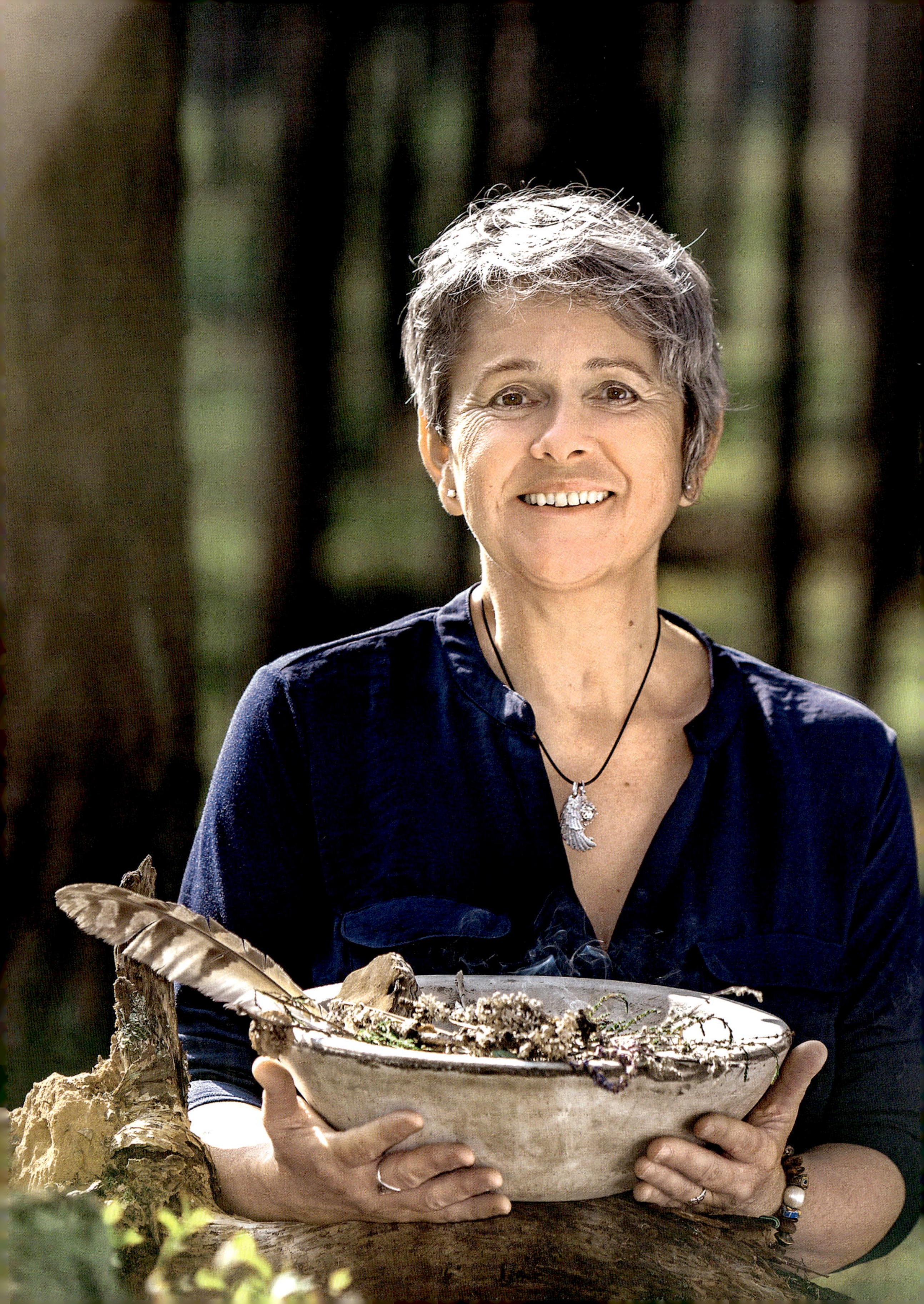

Vorwort

EIN GESCHENK VON MUTTER ERDE

HISTORISCHE RÄUCHERSPUR

Die Geschichte des Räucherns ist fast so alt wie die Menschheit. Schon unsere Vorfahren nutzten und schätzten den aromatischen Rauch. Das belegen Funde in Steinzeitsiedlungen. Archäologen fanden »Räucherkuchen« in der Nähe der Feuerstellen. Anhand dieser verklumpten Pflanzen- und Harzreste können Wissenschaftler heute Rückschlüsse auf die verwendeten Räucherstoffe ziehen. Ursprünglich verräucherten die Menschen ausschließlich Pflanzenmaterial, das in ihrer unmittelbaren Umgebung beschafft werden konnte. Dazu gehörten Wurzeln, Hölzer, Rinde, Nadeln, Flechten und Harze aus nahe gelegenen Wäldern. Und Blätter, Blüten, Knospen und Samen von Pflanzen aus den umliegenden Wiesen und von Bachufern.

In der Jungsteinzeit waren die Menschen sesshaft geworden. Sie bauten Siedlungen und hielten Nutztiere. Trotzdem lebten sie in der Gemeinschaft noch eng im Einklang mit der Natur. Kreativität und Experimentierfreude sind uns Menschen angeboren. Dabei spielten Wildpflanzen eine maßgebliche Rolle. Biegsame Weidenruten waren sowohl hilfreiches Grundgerüst für den Bau von Hütten und Zäunen als auch das perfekte Material zum Flechten stabiler Körbe in unterschiedlichen Größen. In ihnen ließen sich viele Dinge transportieren und aufbewahren. Aus Pflanzenfasern webten die Menschen später mit Fingerfertigkeit Stoffe und zwirbelten Schnüre zu reißfesten Seilen. Und sie sammelten Färberpflanzen, mit denen sie die Wolle ihrer Schafe farbenprächtig einfärben konnten, und Farberden, die sich zum Bemalen der Lehmwände und Stützbalken eigneten. Von den keltischen Kriegern wissen wir, dass sie sich mit blauer Farbe aus dem Färberwaid von Kopf bis Fuß bemalten, bevor sie in den Kampf zogen – vermutlich um den Gegner einzuschüchtern.

Die Siedler bauten Nutzpflanzen vorwiegend als Nahrungsquelle an. Einige unter ihnen waren auch mit der heilenden Wirkung vieler Pflanzen vertraut und wussten diese einzusetzen. Das wertvolle Wissen um die Heilpflanzenkunde wurde von einer Generation zur nächsten weitergegeben. Das gilt wohl auch für die Wirkung von Räucherpflanzen, die man mit großer Wahrscheinlichkeit am Lagerfeuer herausgefunden hat. Das gesellige Zusammenleben spielte sich damals rund um die wärmende Feuerstelle ab. Sie war der Mittelpunkt jedes Lagers. Hier wurden wichtige Neuigkeiten ausgetauscht und das Essen zubereitet.

Eine der größten Entdeckungen war, dass Rauch Fleisch und Fisch für längere Zeit konservieren konnte. Die so haltbar gemachten geräucherten Vorräte sicherten in langen Wintern das Überleben eines ganzen Dorfes. Die Essensvorräte wurden meist im oberen Teil der Hütte unter dem Dach gelagert, während sich die Schlafstätten im unteren Teil rund um das Feuer befanden. Von dort aus hatte man die Feuerstelle immer im Blick.

HEILSAMEN RAUCH ENTDECKEN

Jede Holzart verströmt im Feuer eine andere Duftnuance. Unsere Vorfahren konnten den edlen Duft der Lärche bestimmt vom würzigen des Wacholders unterscheiden und stellten bald fest, dass der Rauch einen Effekt auslösen konnte. Der Wacholderrauch machte nicht nur das Fleisch haltbarer und schmackhafter, er reinigte auch die Luft und linderte außerdem Schmerzen. Beispielsweise wenn man die von der Gicht gekrümmten Finger hineinhielt. Sie fanden heraus, dass spezielle Pflanzen, wie Bilsenkrautsamen, verräuchert in Ekstase versetzen oder zu Halluzinationen führen konnten und dass einige besonders starke heilsame Kräfte mit dem Rauch freisetzten.
Und diese Entdeckungen passierten nicht nur an unseren heimischen Feuerstätten, sondern weltweit. Rund um den Globus erforschten Menschen die heilsame Kraft von verräucherten Pflanzen. So ist es nicht verwunderlich, dass auf verschiedenen Kontinenten einige herausragende Räucherpflanzen zur Erzielung des gleichen Effekts eingesetzt wurden – und noch heute werden –, wie beispielsweise Salbei-, Beifuß- und Wacholderarten. Es entstand eine regelrechte Räucherkultur.
Der duftende Rauch stellt eine Verbindung zu den höheren Mächten her, zwischen Erde und Himmel. Deshalb unterstützt wohlriechendes Räucherwerk seit Jahrtausenden in allen Kulturen rituelle und sakrale Handlungen. Unsere Menschheitsgeschichte verbindet sozusagen eine historische Räucherspur.
In Nordamerika hat Räuchern bei den indianischen Völkern eine lange Tradition. Es ist für sie ein Geschenk von Mutter Erde. Räucherpflanzen können den Kontakt zu den Ahnen herstellen, vertreiben schlechte Geister, heilen Krankheiten und bewirken den Einklang mit der Natur. Räucherwerk wird vor allem bei Ritualen und in der Schwitzhütte entzündet. Mayas, Inkas und Azteken in Mittel- und Südamerika und die Medizinmänner afrikanischer Stämme verbrannten ausgesuchte Harze und Pflanzen bei ihren magischen und medizinischen Zeremonien.

Wo wurde geräuchert?

Es gab kulturelle Zentren, die Räucherrituale vollzogen, in der Antike, im Orient, in Tibet, Nepal und auf dem indischen Subkontinent. In einigen dieser Länder entwickelte sich das Räuchern zum wichtigen Bestandteil des täglichen Lebens – bis heute. Die ausgeprägte Duft- und Räucherkultur Indiens spiegelt sich im Ayurveda, der indischen Heilslehre, wider, die des Orients in den arabischen Geschichten aus »Tausendundeiner Nacht«.
In China wurde sowohl in Tempeln als auch in Privathäusern geräuchert, um sich vor allem der Gegenwart der Götter zu versichern. Duftendes Räucherwerk begleitete aber auch erotische Rituale. Einmalig ist wohl die Koh-Do-Zeremonie der Japaner, die auch der »Weg des Räucherns« genannt wird. Bei dieser meditativen Räucherzeremonie soll man den »Klang des Duftes« hören.
Wenn man sich in Nordeuropa auf Räucherspurensuche begibt, trifft man unweigerlich auf die Kelten. Sie waren fast tausend Jahre lang das führen-

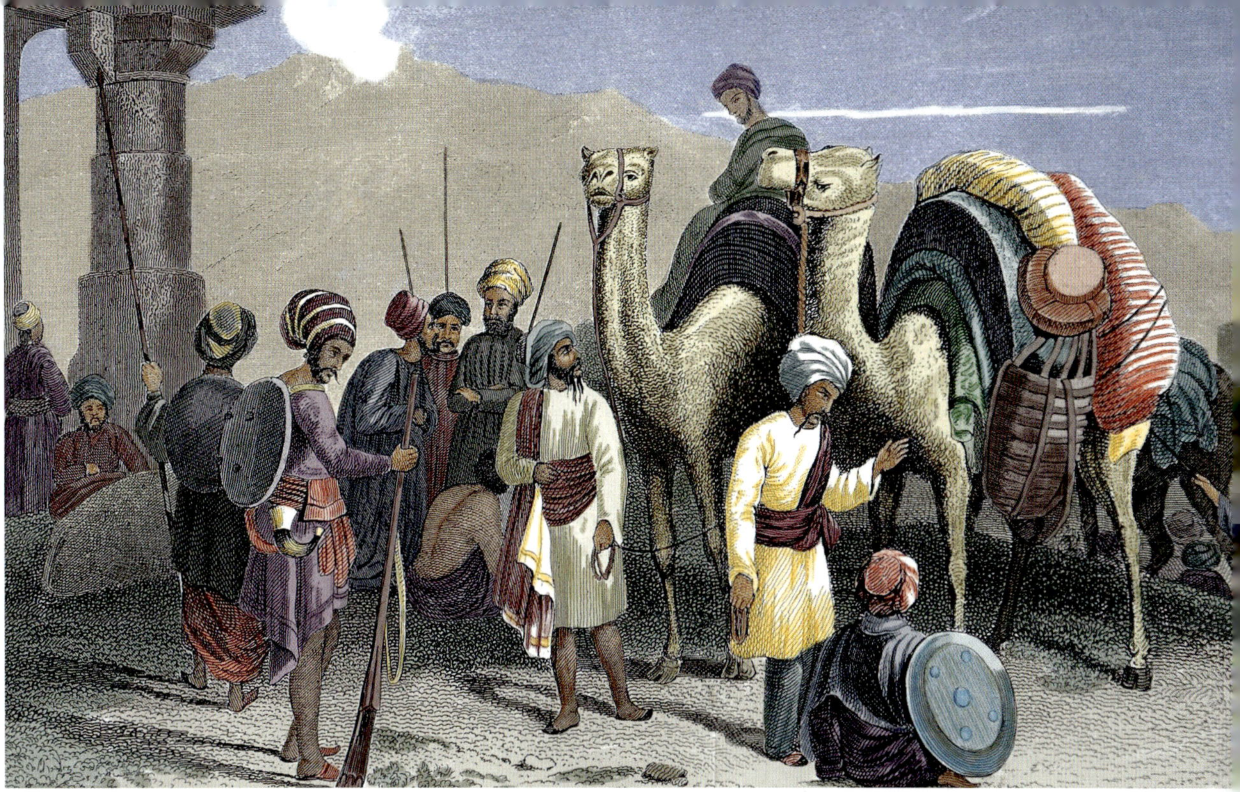

Die sagenumwobene Weihrauchstraße war einer der wichtigsten Handelswege der Antike.

de Kulturvolk Europas. In der Hallstattzeit (800–450 v. Chr.) erstreckte sich ihr Gebiet von Ungarn und Böhmen über den Alpenraum bis nach Ostfrankreich. In der La-Tène-Zeit (450–15 v. Chr.) stießen die Kelten bis nach Kleinasien, Griechenland, Spanien und zu den Britischen Inseln vor. Im Gefolge der römischen Truppen und Alexanders des Großen kamen sie bis Persien und brachten von dort die ersten ausländischen Harze mit. Bald gab man sich in Europa nicht mehr mit dem vertrauten Angebot an Räucherstoffen zufrieden. Insbesondere Weihrauch und Myrrhe wurden zu begehrten Räucherwaren. Die waren jedoch anfangs so kostbar und unerschwinglich, dass sie nur dem Adel und der Kirche vorbehalten waren. Der rege Handel ließ sogar eine Welthandelsstraße entstehen, die »Weihrauchstraße«, auf der edelstes Räucherwerk länderübergreifend zu Tempeln, Klöstern, Kirchen und Palästen transportiert werden konnte.

Wie sieht es mit unserer Räucherkultur aus?
In unserem Kulturkreis haben sich leider sehr wenige Räucherbräuche erhalten. Nur die Raunächte und der Dreikönigstag sind vielen Menschen noch ein Begriff. Und in der katholischen Kirche wird bei besonderen Gottesdiensten oder bei Beerdigungen der Weihrauchkessel geschwenkt. Von einer Räucherkultur kann da kaum die Rede sein. Einige Zeit schien es fast so, als würde das Wissen um die Heilkraft des Räucherns in Vergessenheit geraten. Es wird also höchste Zeit dafür, unsere Räucherkultur wieder aufleben zu lassen! Mit Räuchern schöpfen Sie neue Kraft für Körper, Geist und Seele. Räuchern können Sie das ganze Jahr über, immer wenn Ihnen danach ist, oder zu bestimmten Anlässen. Es entschleunigt, der sich kräuselnden Rauchsäule zuzusehen. Besonders reizvoll sind Räucherrituale zu den Jahreskreisfesten. Probieren Sie es doch aus!

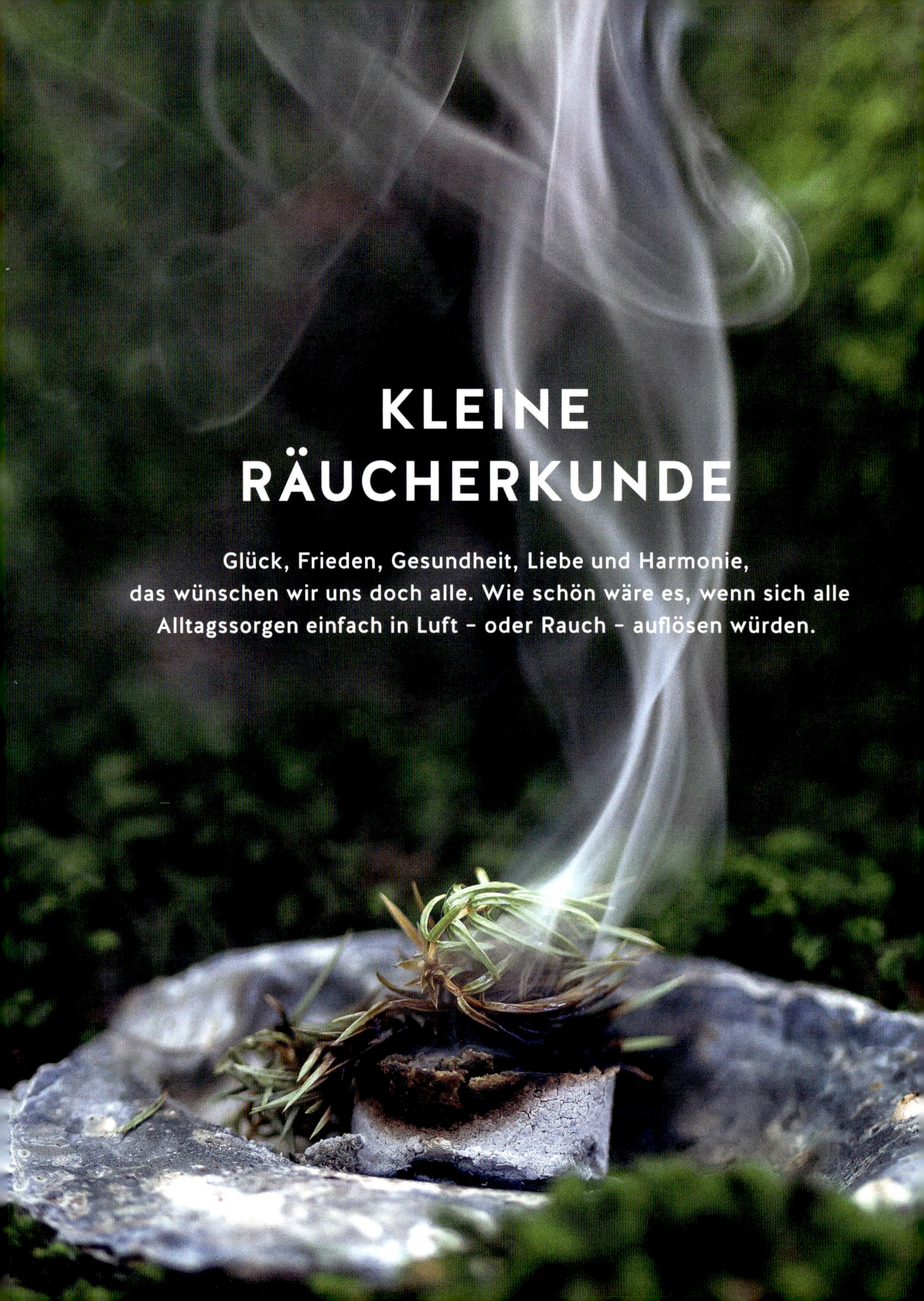

KLEINE RÄUCHERKUNDE

Glück, Frieden, Gesundheit, Liebe und Harmonie, das wünschen wir uns doch alle. Wie schön wäre es, wenn sich alle Alltagssorgen einfach in Luft – oder Rauch – auflösen würden.

WAS RÄUCHERN BEDEUTET

Räuchern kann leider nicht Ihre Probleme lösen. Aber es kann Ihr Leben bereichern und vieles leichter machen. Es wirkt positiv auf Körper, Geist und Seele.

DIE ESSENZ AUS DEN PFLANZEN LÖSEN

Wenn wir eine Tasse Pfefferminztee zubereiten, übergießen wir die Pfefferminzblätter mit sprudelnd heißem Wasser. Wir können zusehen, wie sich das Wasser zunehmend verfärbt. Kurz darauf riechen wir die freigesetzten ätherischen Öle, die mit dem Dampf aufsteigen, in das Wasser übergehen und es zu dem machen, was wir mit der Prozedur erreichen wollen – Tee.

Beim Räuchern lösen wir die wertvollen Inhaltsstoffe der pflanzlichen Substanzen nicht mit Wasser, sondern mit der Kraft des Feuers, indem wir sie über der Glut erhitzen oder verbrennen. Das innerste Wesen der Pflanze, ihre Information und Schwingung, wird von seinem Körper gelöst und geht in den Rauch über. Die Duftmoleküle und Wirkstoffe gelangen über die Nase direkt in das limbische System im Gehirn, der Nahtstelle zwischen Körper und Seele. Das beeinflusst unsere Gefühle, Emotionen und unser Wohlbefinden.

Es geht also darum, ähnlich wie in der Homöopathie, die Wirkstoffe der Pflanze aus dem Pflanzenkörper zu trennen. Zwei wichtige Dinge spielen beim Räuchern zusammen: die Heilkraft der Pflanze und der Zweck, für den wir sie einsetzen. Nur so können wir mit einer Räucherung die erwünschte Wirkung erzielen.

Die Kraft der vier Elemente verstärkt diesen Effekt. Für Feuer haben wir die Glut. Für Wasser stehen die Schale oder das Stövchen. Pflanzen und Harze symbolisieren die Erde, der Rauch die Luft. Räuchern ist wie eine Botschaft an den Himmel. Deshalb wird seit Jahrtausenden auf allen Kontinenten der Erde die Kraft des heilenden Rauchs genutzt.

BLUMIG, HARZIG, GRÜN

Mehr als 10 000 verschiedene Duftnoten kann ein gesunder Mensch unterscheiden. Das ist eine ganze Menge. Um ihre Vielzahl besser benennen zu können, führte der deutsche Chemiker Günther Ohloff acht Duftklassen ein: animalisch, blumig, erdig, fruchtig, grün, harzig, holzig, würzig. Düfte spielen in unserem Alltag eine große Rolle. Dass wir Gerüche geschlechtsspezifisch wahrnehmen, machen sich Parfümeure zunutze. Sie entwerfen Parfums für Frauen und Männer. Wir legen Wert auf wohlriechende Körper und angenehm duftende Wäschestücke. Die Wohnung muss nicht nur sauber sein, sondern auch so riechen, am besten nach der Frische von Zitronen. Deshalb mischen

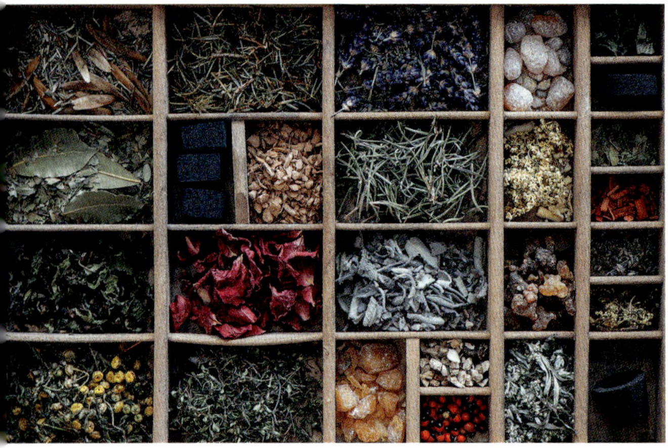

Die Natur hält eine Fülle von heimischen Räucherpflanzen und Harzen für uns bereit.

wir meist künstlich hergestellte, synthetische Duftstoffe unter Wasch- und Putzmittel und kosmetische Produkte. Wir stellen Duftkerzen auf, hängen Duftbäumchen ins Auto und gehen ins 4-D-Kino, wo neuerdings auch Filme mit den passenden Dufterlebnissen ausgeschmückt werden.
Warum sind für uns Menschen Düfte so wichtig? Dass der Geruchssinn bei frei lebenden Tieren über Leben und Tod entscheiden kann, ist klar. Das galt auch für die ersten Exemplare von Homo sapiens. Anscheinend steckt dieses Erbe noch in uns. Duftbotschaften sind nicht mehr zum Überleben notwendig, mal abgesehen davon, dass uns der Gestank eines Brandherdes oder des offenen Gashahns in der Wohnung zur Flucht veranlasst, aber sie beeinflussen immer noch unser Leben. Sie sind bei der Wahl des Partners entscheidend und sorgen für Wohlbefinden. Wenn wir angenehme Duftnuancen einatmen, werden bei uns Glückshormone ausgeschüttet. Denken Sie nur an den herrlichen Duft einer Heuwiese im Sommer. Oder an die erste Tasse frisch aufgebrühten Kaffees am Sonntagmorgen. Oder an den verführerischen Körperduft Ihres Partners.

Visuelle, haptische und akustische Eindrücke werden zuerst in der Großhirnrinde des Gehirns verarbeitet. Düfte wirken jedoch direkt auf das limbische System, unser »emotionales Gehirn«. Dort werden Triebe gelenkt, Emotionen ausgelöst und Erinnerungen wachgerufen. Und das passiert rasend schnell. Bevor wir den Duft überhaupt bewusst wahrnehmen können, hat unser Unterbewusstsein schon längst reagiert und Empfindungen ausgelöst. Diesen Effekt nutzen wir beim Räuchern. Mit etwas Lavendel und getrockneter Bio-Zitronenschale auf dem Räuchersieb zaubern wir eine behagliche Urlaubs-Atmosphäre in unsere Räume. Wir sorgen für ganzheitliches Wohlbefinden und gleichzeitig für saubere, gesunde Luft.

DIE WIRKUNGSKREISE

Die starke Reinigungskraft mancher Räucherpflanzen ist nicht zu unterschätzen. Menschen säuberten im Lauf der Geschichte schon immer Räume, Sterbezimmer, Stallungen, Krankenhäuser und ganze Stadtteile mit Rauch, um Seuchen und Krankheiten fernzuhalten oder um sich davon zu befreien. Um der Pest in Europa den Garaus zu machen, wurden beispielsweise riesige Lagerfeuer aus Wacholder- oder Holunderholz in den Straßen entzündet. Gesunde, saubere Luft in unserer Wohnung bekommen wir mit der richtigen Auswahl an Pflanzen und Harzen in der Räucherschale ganz einfach. Denn viele unserer einheimischen Pflanzen wirken antiviral, keimtötend und stark reinigend, wenn wir sie verräuchern. Diese Kraft sollten wir gerade jetzt nutzen. Räuchern hat großes Potenzial. Und es kann noch viel mehr (siehe Info Seite 13).
Manchmal betreten wir einen Raum und haben sofort das Gefühl, hier herrscht »dicke Luft«. Jeder Mensch erzeugt Emotionen und Schwingungen,

die als Information in den Räumen gespeichert werden. Viele können das sogar spüren. Wenn wir regelmäßig räuchern, nehmen wir positiven Einfluss auf das Wohnklima. Sie können (fast) überall räuchern und (fast) immer, wenn Ihnen danach ist. Jeden Tag, auch mal schnell zwischendurch. Sogar in manchen Büros findet sich Platz für ein Räucherstövchen, das kaum raucht. Beim Ausräuchern gehen Sie auch ein paarmal im Jahr mit dem Räuchergefäß durch das Haus. Bei einigen Ritualen räuchern Sie im Garten. Und manchmal nehmen Sie sich Zeit für ein persönliches Räucherritual an einem Kraftort in der Natur.

RÄUCHEROASE

Wenn Sie erst einmal auf den Geschmack gekommen sind, werden Sie häufiger räuchern wollen. Dann ist der Zeitpunkt gekommen, sich einen Wohlfühlort in der Wohnung zu schaffen mit einem kleinen »Räucheraltar«. Das hat den großen Vorteil, dass Sie jederzeit, ohne lange Vorbereitung, räuchern können. Denn dort liegen alle notwendigen Räucherutensilien und eine Grundausstattung an Kräutern und Harzen jederzeit bereit. Wählen Sie dafür keine »Rumpelecke« aus, sondern einen Platz, der einladend auf Sie wirkt. Dort richten Sie Ihren persönlichen Rückzugsort ein, der auch als Kraftort für die Rituale im Jahreskreis dienen kann.

Achten Sie auf eine feuerfeste Unterlage, da sich die Gefäße stark erhitzen können, etwa ein großes Silbertablett oder eine Steinplatte. Entfernen Sie leicht brennbare Gegenstände in der Nähe, damit sie kein Luftzug auf die Glut wehen kann. Dann stellen Sie ein Räuchergefäß mit Sand und ein Räucherstövchen mit Teelicht dazu, um für die unterschiedlichen Räuchervarianten vorbereitet zu sein. Räucherbesteck, Streichhölzer, eine besondere Kerze und Räucherwerk liegen bereit. Dann können Sie nach Herzenlust dekorieren. Familienfotos erinnern an Ihre Ahnen. Frische Blumen machen Ihre Räucherecke zur Wohlfühloase.

DIE VIELFALT DER WIRKUNGSKREISE

- **Reinigung und Desinfektion:** Zerstörung oder Reduktion von Krankheitskeimen, Bakterien, Viren in der Raumluft, Reinigung von Kranken- und Sterbezimmern, Auffrischung von Räumen, Kleidung und Körpern
- **Heilung und Unterstützung:** Anregung der Selbstheilungskräfte des Körpers, Vitalisierung, Heilung und Linderung körperlicher und seelischer Beschwerden, Steigerung des ganzheitlichen Wohlbefindens, für mehr Kreativität, Konzentration, Entspannung und Selbstbewusstsein, Anregung und Stärkung der körperlichen Lust
- **Segnende und rituelle Ebene:** Unterstützung kultischer und kirchlicher Rituale, Zelebrieren wichtiger Anlässe im Leben wie Geburt, Begleitung im Jahreskreis zum Jahreszeitenwechsel im Sonnen- und Mondzyklus
- **Spiritueller Aspekt:** Stärkung spiritueller Energien, bei Meditation, zur Balancierung, für die Ahnen, zur Unterstützung von Visionen, Orakel und Traumarbeit, zur Bewusstseinserweiterung, bis zu Ekstase und Trance
- **Schutz:** vor schlechten Einflüssen, Unheil, Geistern, Dämonen und Unwetter
- **Praktischer Zweck:** Konservierung von Lebensmitteln

RÄUCHERN FÜR EINSTEIGER

Räuchern kann sehr vielseitig sein, und das Beste daran ist, Sie brauchen gar nicht viel dafür. Die meisten benötigten Räucherstoffe wachsen sozusagen »vor Ihrer Haustür« und müssen nur gesammelt werden.

SAMMELGUT AUS DER HEIMISCHEN NATUR

Das sind bestimmte Harze, Hölzer, Rinden, Wurzeln, Flechten, Kräuter, Blätter, Nadeln, Blüten und Samen. Sie entfalten nach Meinung der meisten Kräuterkundigen die beste Wirkung auf unseren Körper und unsere Seele. Bei uns wachsen viele kraftvolle Pflanzen, die für das Räuchern eine große Bedeutung haben. An vielen von ihnen kommen Sie bei einem Spaziergang vorbei.

RÄUCHERBESTECK UND WEITERES ZUBEHÖR

Einige Utensilien für die Grundausstattung haben Sie vielleicht schon im Haus: eine feuerfeste Schale, die sich als Räucherschale eignet, oder eine Duftöllampe, die mithilfe eines Siebs/Teesiebs problemlos zum Räucherstövchen umgewandelt werden kann. Des Weiteren gehört eine kleine Zange aus Edelstahl oder Kupfer zum Räucherbesteck, mit der Sie die Räucherkohle über einer Kerzenflamme entzünden können, ohne sich dabei die Finger zu verbrennen. Mit ihr lässt sich auch die glühende Kohle verschieben. Ein kleiner Löffel leistet gute Dienste bei der Dosierung des Räucherwerks. Mit ihm können Sie außerdem verglimmte Pflanzenteile von der Kohle oder vom Sieb streichen. Alles andere bekommen Sie im gut sortierten Handel. Es gibt auch Abalone-Muscheln, Pfännchen und Pyramiden zum Räuchern. Aber ganz egal, aus welchem Material Ihr Räuchergefäß ist, ob aus Speckstein, Ton, Lavastein, Glas, Kupfer oder aus Messing, es muss vor allen Dingen die Hitze des Feuers aushalten und sicher auf einer feuerfesten Unterlage stehen.

Zum Ausräuchern wäre ein tragbares Gefäß mit Henkel hilfreich. Auch die Feder von einem Greifvogel leistet hier gute Dienste. Mit ihr können Sie die Reichweite Ihrer Arme verlängern und den Rauch sogar in schwer zugängliche Winkel fächeln. Als Ersatz eignet sich ein Salbeibündel oder ein Wedel aus Weide, Hasel oder Buchs.

RÄUCHERMETHODEN

Mit einer einfachen Grundausstattung und wenigen Handgriffen lässt sich das Räuchern problemlos in den Alltag integrieren. Sie harmonisieren das Raumklima, steigern Ihr körperliches und seelisches Wohlbefinden und tanken Kraft für die Herausforderungen des Lebens. Je nach Anlass, Ort oder erwünschter Rauchentwicklung gibt es mehrere Möglichkeiten für eine Räucherung.

Der einfachste Weg

Für den Anfang oder wenn es mal schnell gehen soll, brauchen Sie weder Sieb noch Kohle oder eine andere Wärmequelle von unten. Rollen Sie einfach ein paar getrocknete Salbeiblätter in den Händen zu einem Bällchen. Das entzünden Sie kurz auf einer feuerfesten Schale und blasen die Flamme wieder aus. Dann pusten Sie ab und zu auf die Glut, damit sie nicht ausgeht. Das funktioniert übrigens auch mit Beifuß und Wermut. Die Kräuter glimmen rauchend weiter. Mit dieser simplen Methode können Sie sich nach einem stressigen Arbeitstag oder Ärger im Alltag rasch Erleichterung verschaffen. Sogar intensive Küchengerüche lassen sich mit einem glimmenden Salbeibällchen neutralisieren.

Sehr natürlich räuchern können Sie außerdem mit selbst gemachtem Räucherfix-Pulver. Mörsern Sie etwa zu gleichen Teilen getrockneten Salbei, Beifuß und etwas Fichten- oder Kiefernharz zu einem feinen Pulver. Bei Bedarf wird diese Basismischung auf einer feuerfesten Schale entzündet. Sie glimmt überraschend lange vor sich hin. Die Kräuter und Harze sind austauschbar, wenn Sie gern experimentieren. Das Pulver kann man gut auf Vorrat herstellen und natürlich auch in Kombination mit anderen passenden Kräutern, Wurzeln oder Knospen auf die Kohle geben.

Stäbchen, Kegel, Spiralen

Im Handel sind unzählige Räuchermischungen und Räucherkräuter erhältlich. Von aromatisierten Räucherstäbchen bis hin zu indianischem Räucherwerk, Kegeln und Kyphikugeln ist mittlerweile alles zu finden. Wichtig beim Kauf ist es, auf eine hochwertige Qualität der Produkte zu achten. Denn manche Billigprodukte enthalten künstliche Aromen und chemische Zusatzstoffe, die zur Reizung der Atemwege führen. Mit dieser Ware kann man sich das Räuchern eher abgewöhnen. Für Räucherstäbchen gibt es dekorative Halter. Sie können sie aber genauso gut in ein Gefäß mit ausreichend Sand stecken. Das gilt auch für Spiralen, die meistens im Liegen abgebrannt werden.

Räucherkerzen oder -kegel kennt man von Weihnachtsmärkten mit den dazugehörigen »Räuchermännchen«. Sie erinnern an Bergleute im Erzgebirge, die ihre selbst gedrehten Crottendorfer Räucherkegel mit ins Bergwerk nahmen.

Räucherpapier wurde mit Duftnuancen von Weihrauch, Benzoe oder Styrax getränkt, gepresst und in handliche Papierstreifen gestanzt. Zur Ziehharmonika gefaltet, werden sie am Rand entzündet.

Die Gebetsschnüre aus Reis- oder Seidelbastpapier, wie sie in Klöstern in Nepal und Tibet typisch sind, enthalten als Füllung vor allem pulverisiertes Weißes Sandelholz, Wacholder und Salbei. Als Symbol für die Polarität des Universums werden in der Himalaya-Region beide Enden der Räucherschnüre kurz angezündet, ausgeblasen und durch häufiges Pusten am Glühen gehalten.

SICHERHEITSHINWEISE BEIM RÄUCHERN

- **Berücksichtigen Sie die üblichen Vorsichtsmaßnahmen beim Umgang mit Feuer.**
- **Halten Sie Kinder und Haustiere vom Räucherort fern.**
- **Dosieren Sie das Räucherwerk sparsam.**
- **Halten Sie die Fenster leicht geöffnet.**
- **Deaktivieren Sie vor dem kräftigen Ausräuchern kurz den Rauchmelder und aktivieren Sie ihn anschließend wieder.**
- **Lüften Sie die Räume nach dem Räuchern durch.**

AUF KOHLE MIT RAUCH

Das Räuchern auf Kohle ist eine der ursprünglichsten Methoden. Sie eignet sich am besten zum Ausräuchern der Wohnung oder für Rituale im Freien. Denn dabei ist eine starke Rauchentwicklung erwünscht. Und es bleibt ausgiebig Zeit dafür, um das Räucherwerk im Auge zu behalten.

DAS BRAUCHEN SIE: Feuerfestes Gefäß, Sand, Kohle, Zange, Streichhölzer, Kerze, Räucherwerk

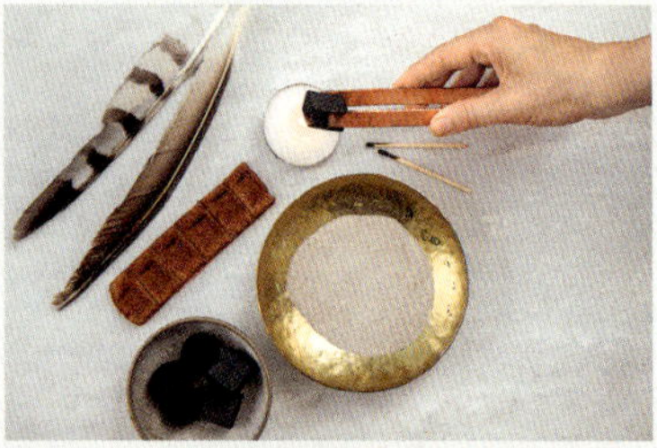

Legen Sie alle Utensilien bereit. Füllen Sie ein feuerfestes Räuchergefäß mit Sand oder Kieselsteinchen, um es vor Verschmutzung zu schützen und um die Belüftung und Temperaturregulierung beim Räuchern zu unterstützen. Zudem überhitzt das Gefäß nicht und Sie können es später gefahrlos herumtragen.

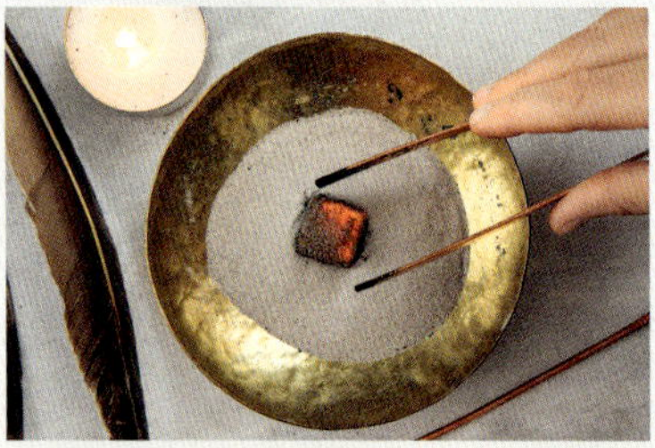

Dann halten Sie die Kohle zum Entzünden mit einer Zange über die Kerzenflamme. Es gibt Naturkohle, aber am gebräuchlichsten sind Schnellzünder-Kohletabletten in vielen Größen, Ausführungen und mit unterschiedlicher Brenndauer. Die glühende Kohle legen Sie mit der Vertiefung nach oben auf das Sand- oder Kiesbett. Eine dünne Sandschicht auf der Kohle sorgt dafür, dass die enthaltenen Kräuter ihren Duft entfalten können, ohne sofort zu verglühen oder zu verkohlen.

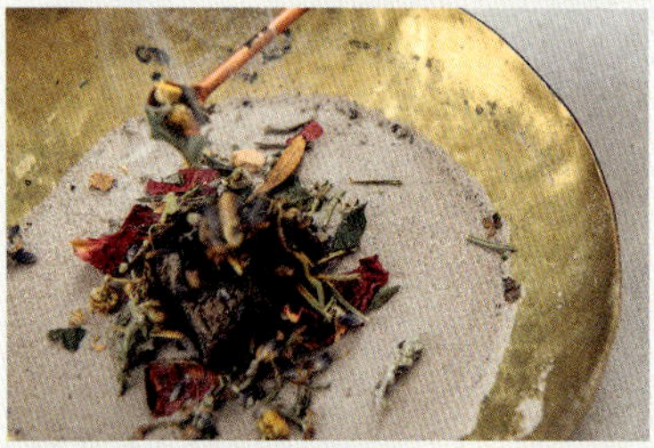

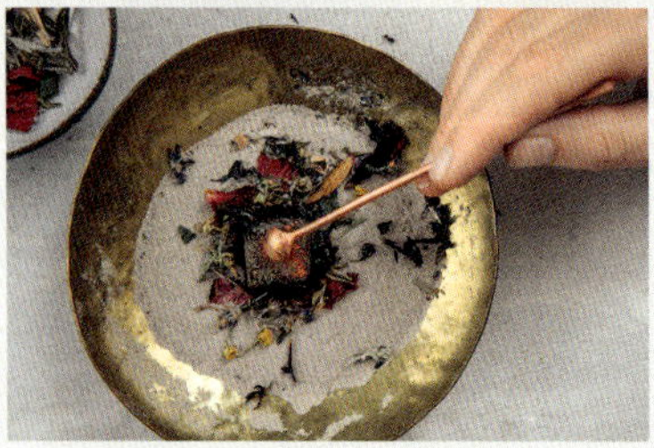

Streuen Sie eine Dreifingerprise Räucherwerk auf die glühende Kohle. Brenzlig riechen sollte es nicht. Verglühte Reste streifen Sie mit einem kleinen Löffel oder einer Zange beiseite und legen frisches Räucherwerk auf die Kohle. Diesen Vorgang wiederholen Sie nach Belieben, bis die Kohle ganz verglüht ist. Zarte Blüten und Kräuter können Sie auch dicht neben die glühende Kohle legen. Sie verglimmen dort wesentlich langsamer. Durch leichtes Fächeln mit einer Feder lässt sich der duftende Rauch besser im Raum verteilen. Im Normalfall zerfällt die verbrauchte Kohle komplett zu Asche. Abgekühlt oder mit Wasser gelöscht, kann sie kompostiert oder in Erde entsorgt werden.

AUF SIEB MIT PUREM DUFT

Die schnellste und schonendste Räuchermethode ist das Räuchern auf Sieb. Der größte Vorteil liegt darin, dass sich die Rauchentwicklung steuern lässt – von sehr viel Rauch bis hin zu Raumduft ganz ohne Rauch. So können wir jederzeit räuchern, wenn uns danach ist, zu Hause und sogar im Büro.

DAS BRAUCHEN SIE: Räucherstövchen, Sieb, Teelicht, Streichhölzer, Löffel, Räucherwerk

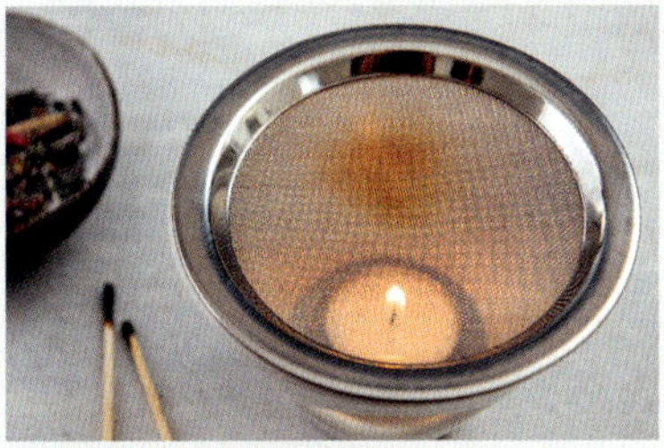

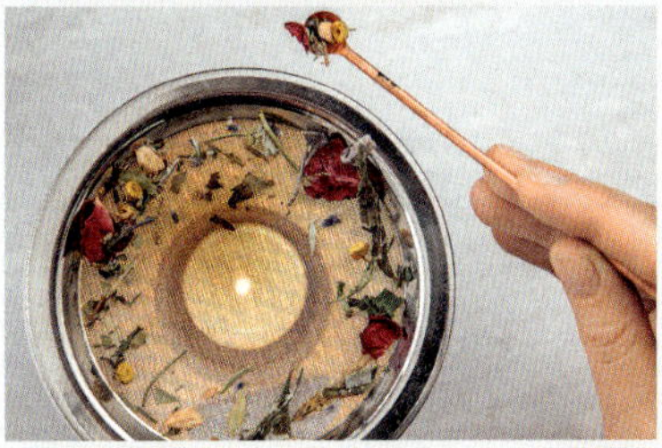

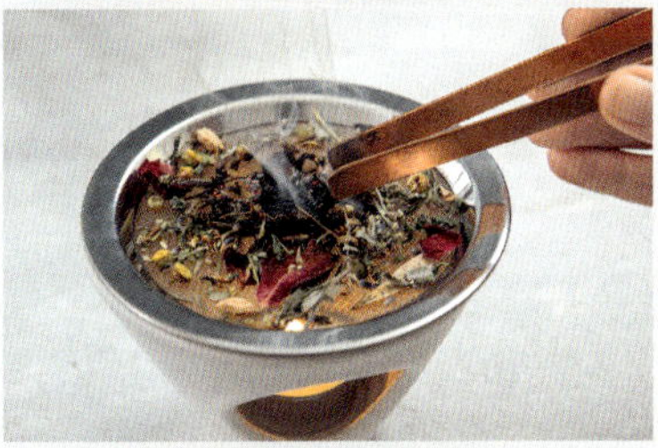

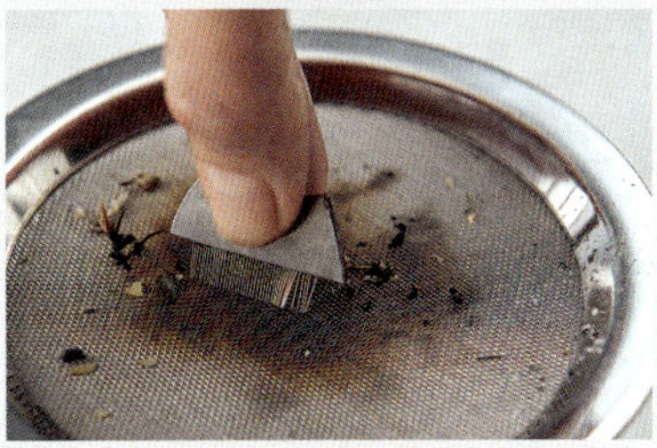

Ein Räucherstövchen ist ähnlich aufgebaut wie eine Aromalampe. Denn diese Methode ist an die Aromatherapie angelehnt. Aber anstelle der Schale für ätherische Öle liegt hier ein feinmaschiges Sieb aus Edelstahl oder Messing. Es gibt Stövchen, bei denen Schale und Sieb austauschbar und für beide Zwecke nutzbar sind. Ein brennendes Teelicht sorgt für die erforderliche Hitze. Räucherkohle und Sand brauchen Sie nicht.

Soll das Räucherwerk schonend, ohne Rauchentwicklung und ohne Sie abzulenken, für längere Zeit verglimmen, etwa während der Meditation, beim Yoga oder im Büro, streuen Sie es an den äußeren Rand des größeren Siebes. Der pure, heilsame Duft der Kräuter und Harze entfaltet sich – ohne ungewollte Nebengerüche. Durch die unkomplizierte Anwendung passt das Räucherstövchen in jeden modernen Haushalt. Und man kann schnell mal zwischendurch räuchern.

Ist Rauch erwünscht, schieben Sie das Räucherwerk in die Siebmitte direkt über die Flamme, schon fängt es an zu rauchen. In diesem Fall muss dann des Öfteren verbrauchtes Räucherwerk mit einem Löffel entfernt und durch frisches ersetzt werden.

Wenn das Sieb nach häufigem Gebrauch mit Harz verklebt, brennen Sie es kurz über einer Kerzenflamme aus, bürsten die Reste mit einer Drahtbürste weg und spülen es wie gewohnt. Dann sieht es fast aus wie neu.

DIE SONNEN- UND MONDFESTE IM JAHRESKREIS

Entdecken Sie, dass im Kreislauf des Lebens
nichts verloren geht,
sondern sich alles nur wandelt.

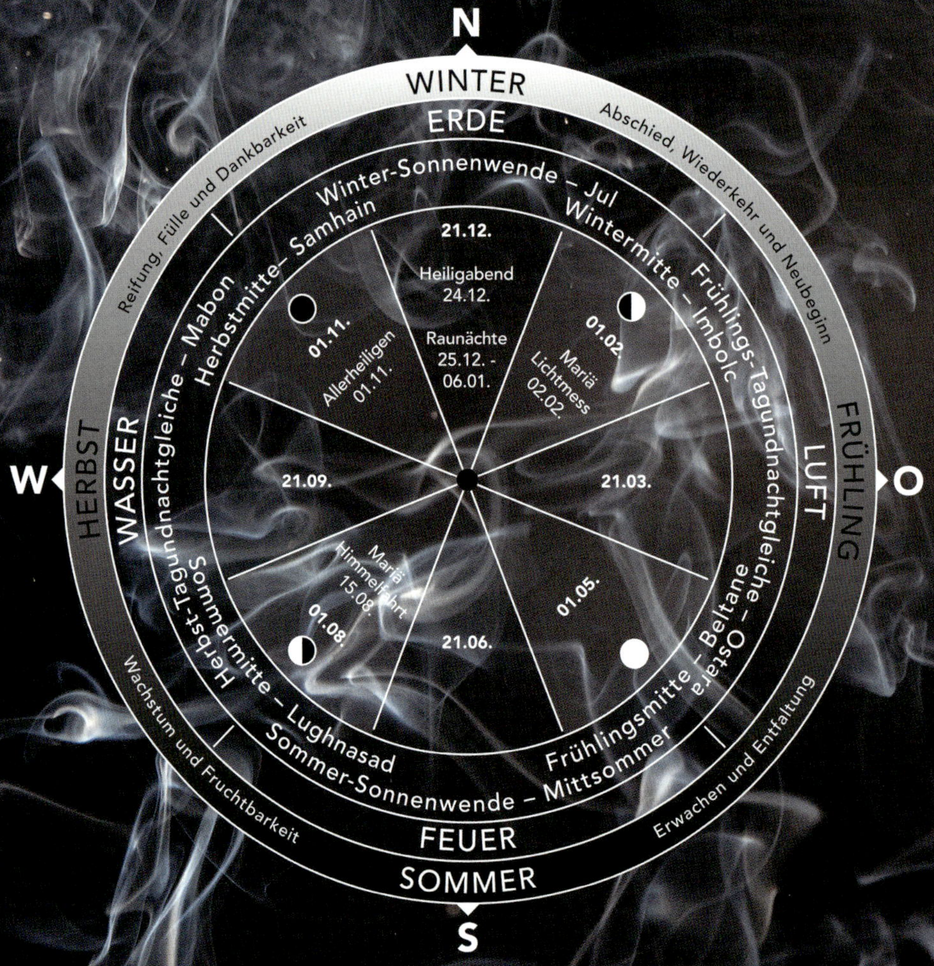

ERWACHEN, AUFBLÜHEN, REIFEN, VERGEHEN

Das Jahr empfanden die Menschen als ewigen Kreislauf, ohne Anfang und Ende, wie ein Rad, das sich ständig drehte. Deshalb nannten sie es Medizin-, Lebens-, Jahresrad oder Jahreskreis.

DER JAHRESKREIS

Kreis und Spirale haben eine starke, magische Symbolkraft. Von den Triskel-Spiralen (siehe Foto Seite 20) vermutet man, dass sie den Lebensweg mit der magischen Zahl Drei in unterschiedlichen Zusammenhängen symbolisieren: Geburt, Leben, Tod oder Vergangenheit, Gegenwart, Zukunft. Auch die Trinität könnte eine Rolle spielen: Mädchen, Mutter, Greisin, wie etwa bei den keltischen drei Bethen, oder Jugend, Reife, Alter. Die Dreifaltigkeit begegnet uns später im Christentum. Die Zahl Drei gilt als Glückbringer. Man sagt toi, toi, toi, klopft dreimal auf Holz. Und es gibt die Redensart »Aller guten Dinge sind drei«.

Unser Jahresablauf richtet sich nach dem gregorianischen Kalender, der nach ausgeklügelten Berechnungen in 12 Monate, 53 Wochen und 365 Tage unterteilt ist. Papst Gregor XIII. reformierte damit vor über 440 Jahren das etwas chaotische Kalenderwesen. Mit der Einführung der Schaltjahre wird die überschüssige Zeit ausgeglichen, die zustande kommt, da die Erde zur Umrundung der Sonne ein paar Stunden länger braucht als die exakt berechneten 365 Tage des Kalenders. Das Jahr endet an Silvester, dem 31. Dezember, und beginnt am 1. Januar.

Sonne ...

Ohne Sonne gäbe es kein Leben. Sie schenkt uns Licht, Wärme, Lebenskraft und Freude. Jeden Tag führt sie uns das Schauspiel vom Wandel des Lebens bildhaft vor Augen. »Im Osten geht die Sonne auf, im Süden steigt sie hoch hinauf, im Westen wird sie untergehen, im Norden ist sie nie zu sehen.« Schon Kinder kennen den Lauf der Sonne. Sie wissen auch, dass ihre Kraft im Winter nachlässt und in den Sommermonaten zur Höchstform aufläuft. Die Sonne bestimmt den Jahreskreis mit Frühling, Sommer, Herbst und Winter und den Übergang vom Tag zur Nacht.

In unserem Kulturkreis erklärte man sich einst den Jahreszeitenwechsel mit einer weiblichen Gottheit. Zur Schneeschmelze im Frühjahr wurde die Göttin geboren, durchlebte die Jugend bis zur Reife, wurde im Herbst wieder von der Erdmutter aufgenommen und sammelte im Winter ihre Kräfte. Im nächsten Frühjahr kam sie gestärkt zurück und weckte die schlafenden Samen und Knospen. Alles in der Natur war beseelt und heilig.

Aus den keltischen und germanischen Festen formte sich der achtspeichige Jahreskreis mit vier Sonnen- und vier Mondfesten. Das Jahr begann mit dem November-Neumond an Samhain. Die

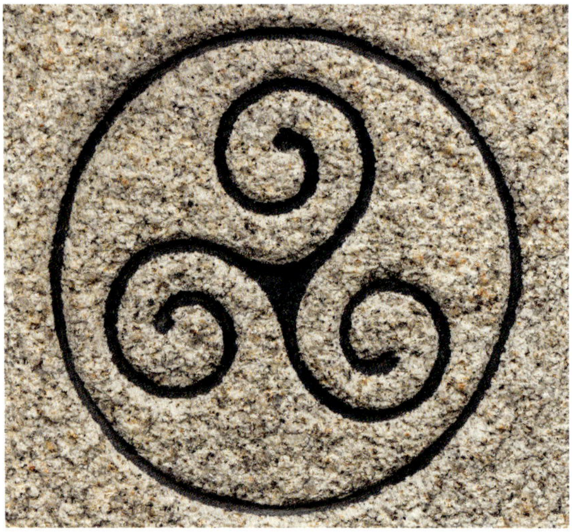

Das magische Symbol der Triskele wird vor allem mit den Kelten in Verbindung gebracht.

jahreszeitlichen Wendepunkte, die sich am Stand der Gestirne orientierten, wurden von allen Völkern dieser Erde mit besonderen Ritualen gefeiert. Bei den Kelten in vorchristlicher Zeit gab es vier unbewegliche Feste im Jahreskreis, die sich nach dem Stand der Sonne richteten. Mittwinter zelebrierten sie am 21. 12. zur Winter-Sonnenwende, Ostara am 21. 3. zur Frühlings-Tagundnachtgleiche, Litha am 21. 6. zur Sommer-Sonnenwende und Mabon am 21. 9. zur Herbst-Tagundnachtgleiche. An großen Lagerfeuern wurden dabei auch Räucherstoffe zeremoniell verbrannt.

Mond ...

Die am Mond orientierten Feste wurden jeweils am ersten Tag der Monate November, Februar, Mai und August gefeiert: Samhain am 1. 11., Imbolc am 1. 2., Beltane am 1. 5. und Lughnasad am 1. 8. Der Mond übte auf die frühzeitlichen Menschen eine große Faszination aus. Vom Nachthimmel aus erleuchtet er als Vollmond die Landschaft und lässt das Wasser in Flüssen und Seen funkeln. In regelmäßigen Abständen verändert er seine Form von der rechts gewandten Sichel zum vollen Kreis, wird zur links gewandten Sichel und löst sich schließlich komplett auf. Es ist wie Magie. Eine Mondfinsternis galt daher früher als böses Omen. Die Kraft des Mondes bestimmte Phasen des Wachstums und der Stagnation und beeinflusst noch heute die Gezeiten mit Ebbe und Flut und den Zyklus der Frauen. Der Mond stärkt die Inspiration, die Intuition, schenkt aussagekräftige Träume, Visionen und wurde so zum Symbol dieser Fähigkeiten. Er konnte aber manchmal das Unheilvolle und Dunkle anziehen. Auch die Ernte heilkräftiger Pflanzen richtete sich nach dem Stand von Sonne und Mond mit festgelegten Ritualen, die beachtet werden mussten, um die Heilkräfte in Anspruch nehmen zu dürfen. Geerntet wurde daher meistens früh am Morgen mit nüchternem Magen, ohne zu sprechen, ohne auf dem Weg zurückzublicken und mit der linken Hand. Oft war man dabei barfuß, bemalt oder nackt.

... und Sterne

Im verlässlichen Rhythmus ziehen seit ewigen Zeiten die Gestirne über die Himmelsbahn und bestimmen die natürlichen Zyklen auf der Erde. Der Mond ist etwas schneller als die Sonne unterwegs. Er hält sich nur zwei bis drei Tage in einem Sternzeichen auf. Die Sonne lässt sich da mehr Zeit und zieht jeweils einen Monat lang der Reihe nach durch alle Sternzeichen.

WANDLUNGSPHASEN IM JAHRESKREIS

Unsere Vorfahren erkannten über Jahrtausende die Zusammenhänge zwischen Kosmos und Erde.

Sie orientierten sich am Lauf der Gestirne und erlebten den Wechsel der Jahreszeiten in acht Wandlungsphasen ganz bewusst. So wie es die Natur vormachte, übernahmen sie diesen immerwährenden Zyklus auch für ihr Leben. Im Winter ruhte die Natur und sammelte Kräfte, im Frühling erwachte sie, im Sommer reifte sie, im Herbst starb sie oder zog sich zurück. Die Menschen akzeptierten das Rad des Lebens als Wiederholung von Auf und Ab, Freude und Leid, Gesundheit und Schmerz, Glück und Unglück. Es entstanden Lostage, Bauernregeln, wichtige Saat- und Ernttermine. Dieses alte, über viele Generationen gesammelte Wissen geben heute »Mondkalender« zum Teil an uns weiter. Später wurden die Jahreskreisfeste christianisiert. Heutzutage begehen wir viele christliche Feiertage heidnischen Ursprungs, was uns meistens gar nicht bewusst ist. Auch wenn wir gläubig sind, müssen wir uns darüber im Klaren sein, dass die ursprünglich heidnischen Feste im Jahreskreis die Wurzeln unserer Identität und Kultur ausmachen. Wir sind mit allem und jedem verbunden, mit dem Kosmos, mit den anderen Menschen und mit der Natur. Im Kreislauf des Lebens geht nichts verloren, es wandelt sich nur. Wenn wir das erkennen und uns vertrauensvoll auf den natürlichen Zyklus einlassen, werden uns die Urkräfte von Mutter Erde wieder berühren. Die Natur wird für uns wieder heilig und beseelt.

RÄUCHERN AN KRAFTORTEN

Im Zuge der Christianisierung baute man Kapellen und Kirchen oft direkt auf heidnische Kraftorte und Kultstätten. Man wusste um die besondere Energie, die von diesen Orten ausgeht. Geomanten können das bestätigen. Unsere Erde überzieht ein Netz aus Kraftlinien und sogenannten Leylines, an deren Schnittpunkten sich die Energien bündeln. Es gibt Plätze, die sich bei längerem Aufenthalt negativ auf unsere Gesundheit auswirken können, und Kraftplätze mit heilender Erdenergie, an denen wir Kraft schöpfen und unsere Energien bündeln können. Andere eignen sich besser zum Entspannen. Das machten sich die Baumeister zunutze. Einige dieser Bauwerke und Plätze entwickelten sich zu Wallfahrtsorten, die jedes Jahr zahlreiche katholische Pilger und Bergfestbesucher anlocken. Die magische Anziehungskraft hat sich dadurch auf andere Art und Weise erhalten. Es gibt sie aber noch, die beeindruckenden, teilweise über 12.000 Jahre alten Kultstätten aus Stein, die uns in bewunderndes Erstaunen versetzen. Sie haben die Jahrtausende überlebt und legen Zeugnis ab von der unvorstellbar großen Leistung und Glaubenskraft unserer Ahnen. Das macht uns ehrfürchtig, fast demütig. Wir werden es wohl nie schaffen, die Geheimnisse der Megalith-Kultur komplett zu enträtseln. Und das ist auch gut so.

Für ein Räucherritual an einem Kraftort müssen wir nicht unbedingt nach Stonehenge oder Carnac

Kapellen und alte Bäume stehen oft an Kraftorten mit besonderer Ausstrahlung.

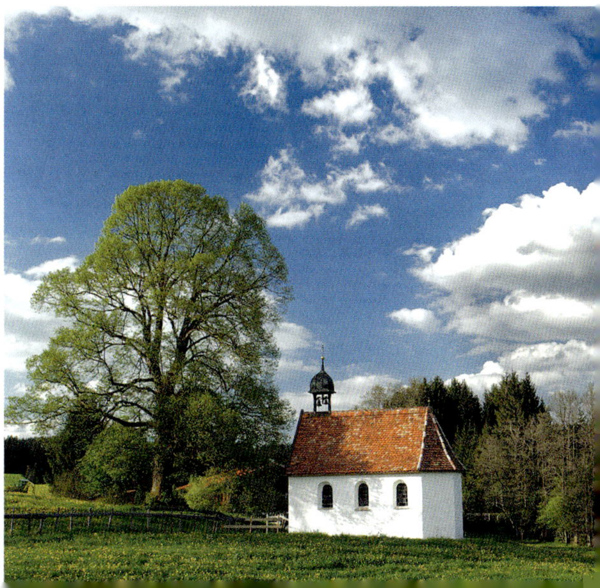

reisen, wo sich die »Kultplatztouristen« tummeln. Womöglich ist er bei der kleinen Dorfkapelle im Nachbarort zu finden. Je älter das Bauwerk ist, umso eher können Sie davon ausgehen, dass es auf einem ursprünglichen Kultplatz errichtet wurde, wobei das Kraftfeld meist in der Nähe des Altars liegt. Wohl jeder hat Lieblingsplätze im Grünen, von deren positiver Energie er tagelang zehren kann. Manchmal müssen wir Opfer in Kauf nehmen, um zu ihnen zu gelangen. Denn oft müssen wir erst einen Berg bis zu einem Aussichtspunkt erklimmen, Flüsse überqueren oder durch Wälder streifen, bis sie sich zeigen. Dafür ist es umso schöner, wenn wir sie schließlich erreichen.

Der Kraftort kann unter einer knorrigen, alten Eiche auf einem Hügel sein, bei einer kleinen, sprudelnden Quelle im Wald oder bei einer versteckten Höhle. Vielleicht ist Ihre Stelle eine stille Bucht am Flussufer. Sogar der Teich in unserem Garten kann ein Kraftort sein. Die Urgewalt des Wassers hat eine magische Anziehungskraft auf uns. Ein kleiner Wasserstrahl belebt uns. Die Meeresbrandung oder ein tosender Wasserfall durchströmen uns mit enormer Kraft. Machen Sie sich auf den Weg, um Ihren persönlichen Kraftort in der Nähe Ihres Wohnortes zu finden. Vertrauen Sie auf Ihre Intuition. Sie werden es spüren, wenn Sie einen vor sich haben.

Jeder kann sich aber seinen ganz persönlichen Kraftplatz schaffen – in der eigenen Wohnung oder sogar im Büro. Es ist nicht entscheidend, wie viel Energie wir aufnehmen wollen und woher wir sie bekommen, sondern wie wir mit der Kraft umgehen, die wir beim Ritual schaffen. In der eigenen Umgebung und in aller Stille können sich viele Menschen am besten sammeln. Lassen Sie nur positive Gedankenmuster zu. Anstatt »Ich hoffe, dass ich nicht krank werde« sagen Sie beispielsweise »Ich bin gesund!«. Negatives, Sorgen und Ängste haben hier keinen Zutritt. Hier können Sie jederzeit Kraft tanken. Und hier ist der perfekte Platz für ein Räucherritual im Jahreskreis.

RITEN NEU BELEBEN

Unsere Welt wurde innerhalb einer Generation eine andere. Künstliche Intelligenz, Roboter in allen Lebensbereichen, virtuelle Meetings bestimmen fortan den Alltag und geben den modernen Takt unseres Lebens vor. Kleine, überaus intelligente, scheinbar allwissende handliche Geräte organisieren unser Leben. Der Fortschritt ist nicht mehr aufzuhalten. Wir müssen keinen Fuß mehr vor unsere Eingangstür setzen, um zu überleben. Denn alles wird uns direkt in die eigenen vier Wände geliefert: Essen, Kleidung, virtuelles Leben und Wissen in Form von Fernsehen, Smartphones und Internet. Wir haben inzwischen größtenteils gelernt, im Homeoffice zu arbeiten und Steuererklärungen, das Stromablesen oder Überweisungen von Rechnungen online zu erledigen. Konzerte, Museumsbesuche, Treffen mit der Familie und mit

Schon ein kleines Räucherritual vermittelt Wärme und Geborgenheit.

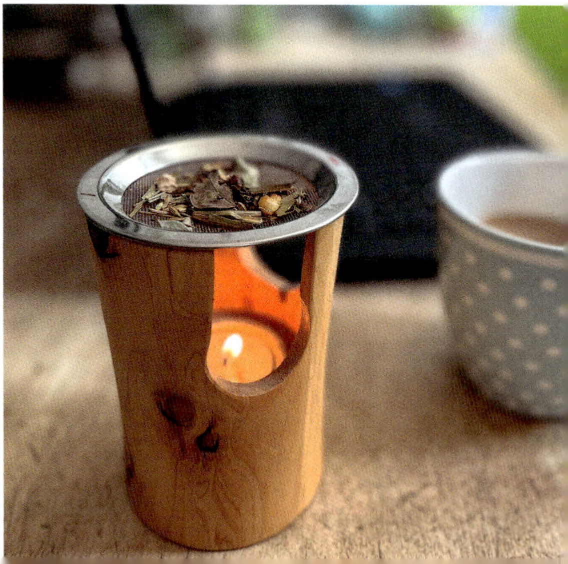

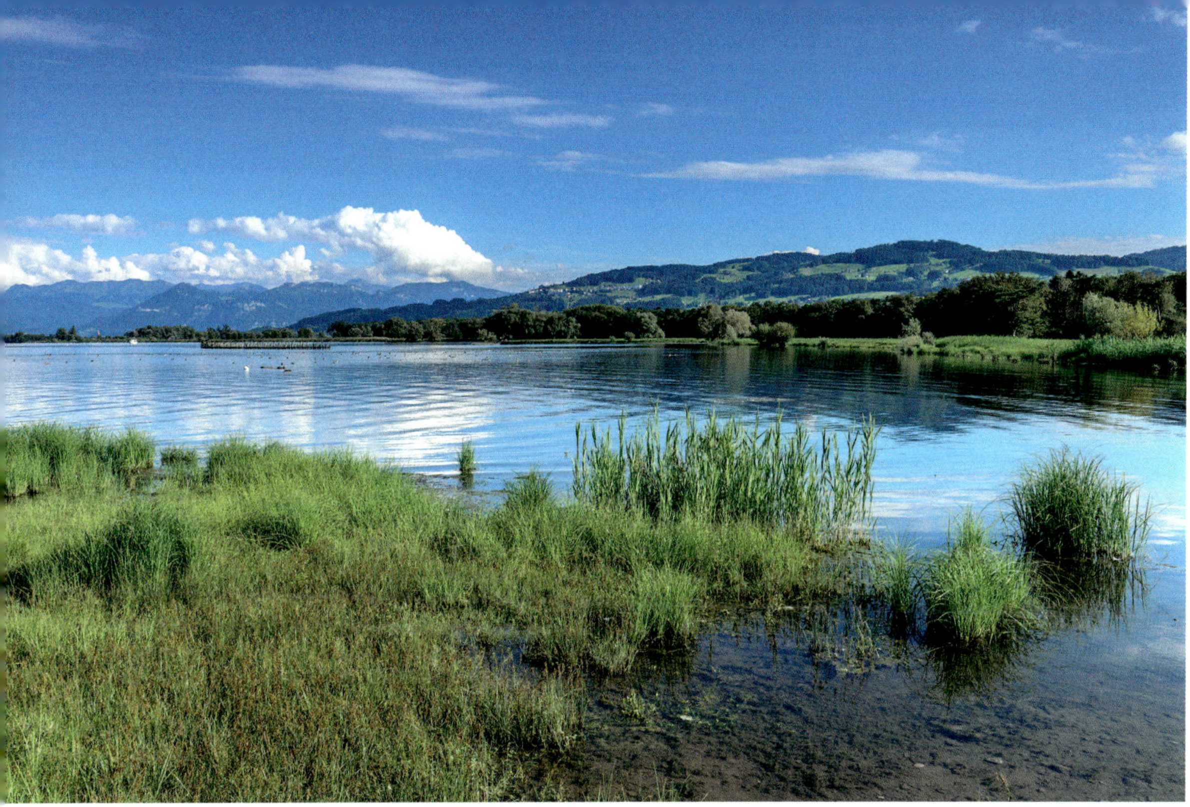

Flüsse, Seeufer und insbesondere Quellen wurden bei unseren Vorfahren oft als heilige Orte verehrt.

Freunden gehen auch via Maus-Klick. In einigen wichtigen Bereichen sind wir allerdings noch auf die tatkräftige Hilfe von Mitmenschen angewiesen. Sie sind unsere Helden, insbesondere in Krisenzeiten.

Sind die Rituale unserer Vorfahren dann nicht längst überholt? Brauchen wir sie überhaupt noch? Mehr denn je! Auf diesem spirituellen Weg bieten wir der Entfremdung von der Natur Einhalt. Mit dem bewussten Erleben vom immer wiederkehrenden Wachsen, Erblühen und Verwelken im Jahreskreis wird Mutter Natur wieder zu einer Quelle der Kraft für uns. Wir fühlen uns nicht mehr verloren, ausgeliefert, sondern in das Leben eingebunden, verwurzelt mit Mutter Erde. Der ureigene Lebensinstinkt und die Lebensfreude kommen zurück. So wie keine Muschel der anderen gleicht, leben wir unsere Individualität und sind trotzdem Teil des Ganzen.

Jahreskreisritual im Freien

Ein besonderes Erlebnis ist ein Jahreskreisritual im Freien. Dort erleben wir den Rhythmus von Werden und Vergehen hautnah. Wir haben direkt vor Augen, was in der Natur vor sich geht. Im Frühling entdecken wir die ersten Knospen und Blüten, nehmen den erdigen Geruch der Äcker wahr und freuen uns auf den Neubeginn. Im Sommer entfachen der Duft einer Heuwiese und der Anblick eines glitzernden Sees unsere Lebenslust. Im Herbst laufen wir über weiche Teppiche aus bunten Blättern, die uns das Vergängliche bewusst machen. Im Winter sehen wir, wie Eis und Schnee Mutter Erde zudecken, damit sie in Ruhe ihre Kräfte bündeln kann. All dies fließt in das Ritual ein. Schwingen Sie wieder mit im Rhythmus der Jahreszeiten! Welcher Kraftort wartet schon auf Ihr Räucherritual? Die alte Linde bei der Kapelle auf dem Hügel? Das Flussufer in der abgelegenen Bucht?

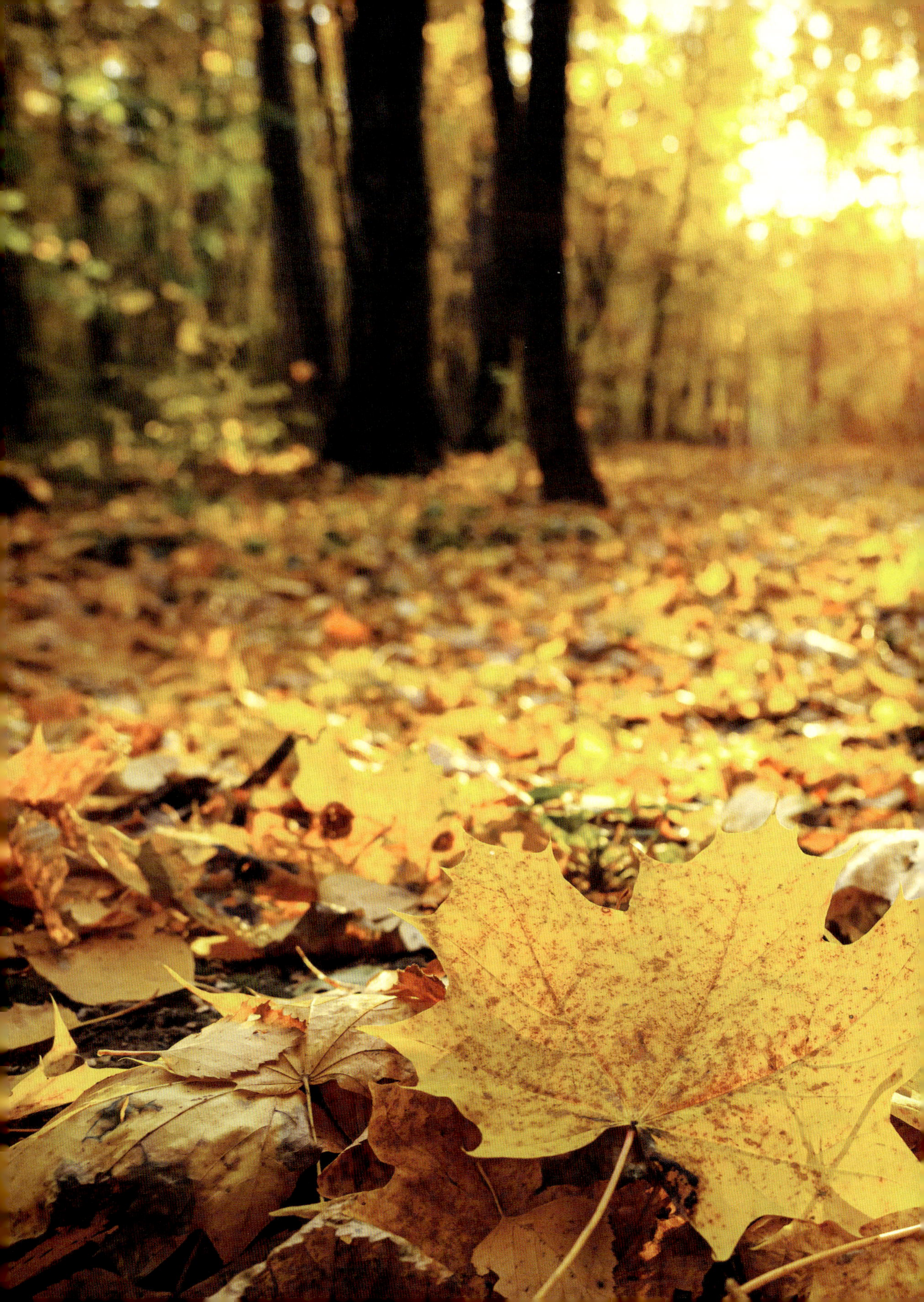

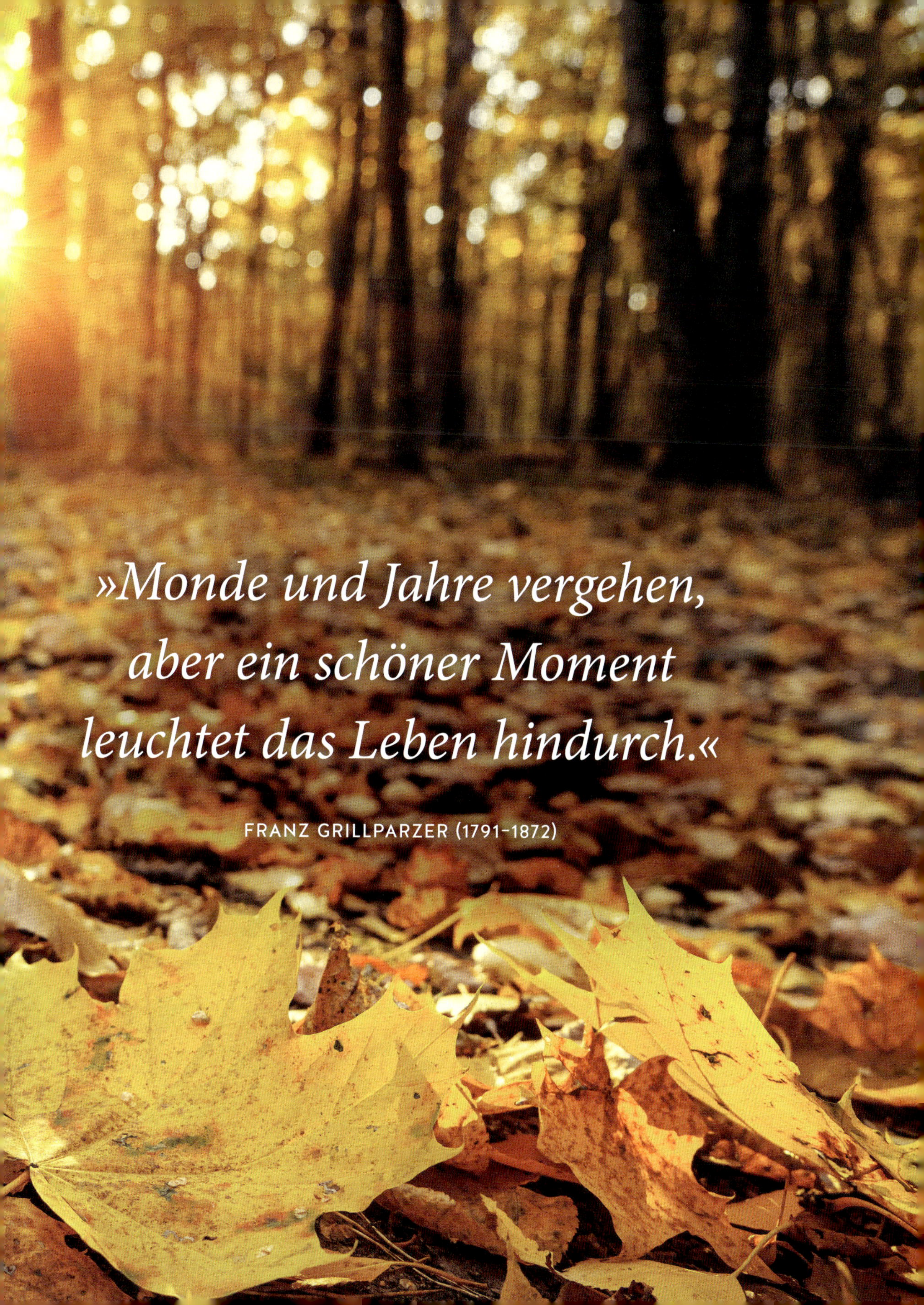

»Monde und Jahre vergehen,
aber ein schöner Moment
leuchtet das Leben hindurch.«

FRANZ GRILLPARZER (1791–1872)

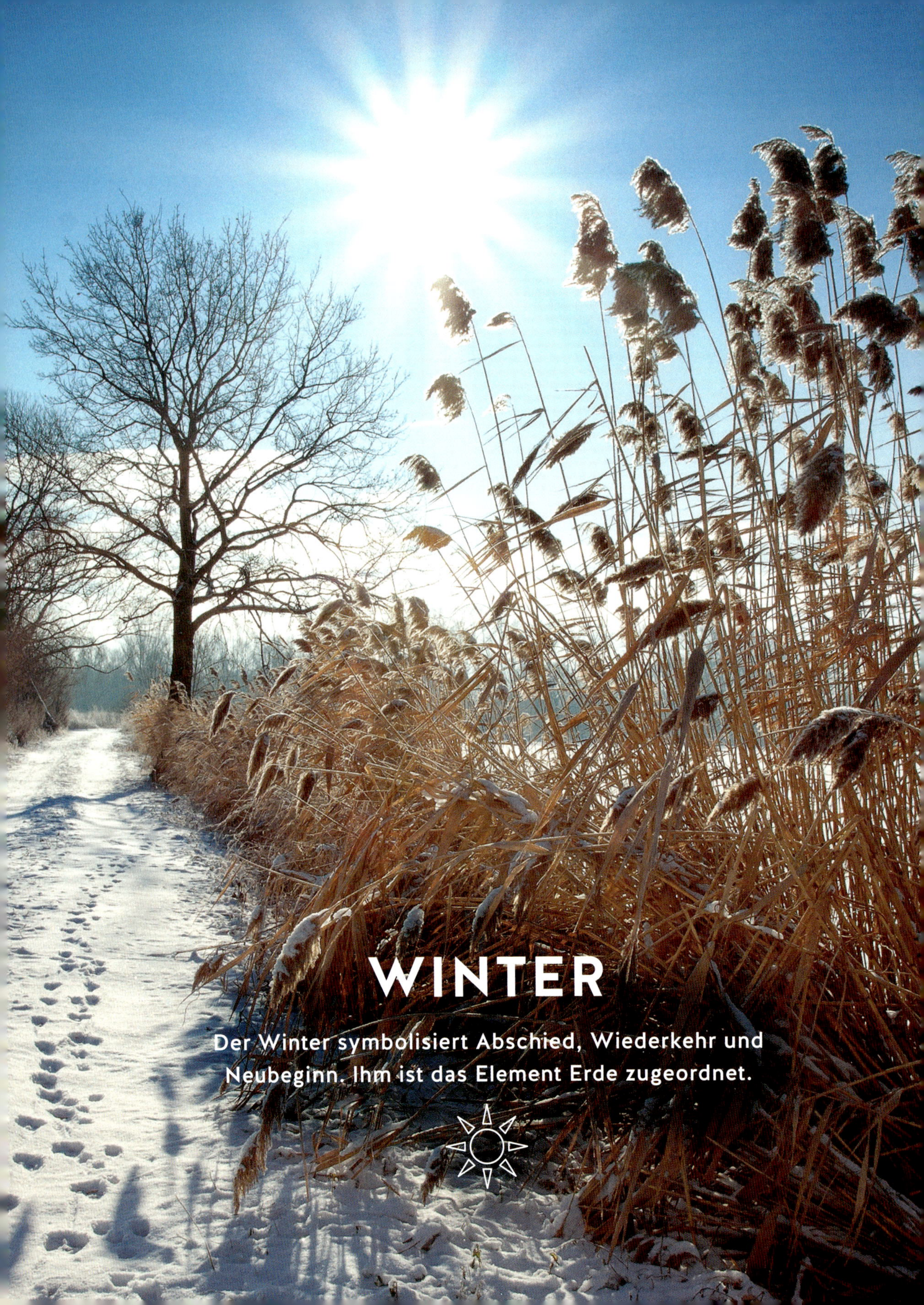

WINTER

Der Winter symbolisiert Abschied, Wiederkehr und Neubeginn. Ihm ist das Element Erde zugeordnet.

WINTER-SONNENWENDE

Gestalten wir den Dezember als wertvolle Zeit des Rückzugs, zum Kräfte-Sammeln für einen Neubeginn. Die Natur scheint gerade zu schlafen. Wohin das Auge blickt, kahle Laubbäume, verblühte, braune Stauden und grauer Himmel.

ZEIT FÜR SICH

In den Tagen rund um die Winter-Sonnenwende gibt es eine Reihe wichtiger Anlässe, die geradezu für das Räuchern prädestiniert sind: die Adventszeit, die Winter-Sonnenwende, Weihnachten, die Raunächte, Silvester und der Dreikönigstag. Das ist wahrscheinlich der Hauptgrund dafür, warum viele meinen, dass man nur im Winter räuchern kann. Aber das Schönste an dieser Jahreszeit ist, dass wir uns Zeit für ausgiebiges Räuchern, für Rituale und für das Orakeln nehmen können. Denn die Gartenarbeit, die uns vom Frühjahr bis in den Herbst hinein auf Trab hält, ruht. Gartenmöbel, Zäune oder Holzfenster streichen wir erst in ein paar Monaten. Renovierungsarbeiten in der Wohnung kommen im Januar oder Februar wieder dran. Viele Menschen haben jetzt Winterpause im Betrieb oder Weihnachtsurlaub. Wir können uns also getrost auf die schönen Dinge im Leben einlassen und auf das, was uns ausmacht. Jetzt wird Innenschau gehalten.

Im Alltag fordern zahlreiche Aufgaben unsere ganze Aufmerksamkeit. Im Berufsleben ist volle Konzentration angesagt, damit wir den steigenden Herausforderungen gewachsen bleiben und mit den Kollegen mithalten können. Zu Hause in der Familie haken wir die üblichen Handgriffe automatisch ab, Tag für Tag. Einkaufen, kochen, Spülmaschine ein- und wieder ausräumen, putzen, waschen, Ordnung schaffen. Wir kümmern uns um die Kinder, um den Partner, um Verwandte und Freunde. Auch der Sport darf nicht zu kurz kommen. Schließlich möchten wir gesund, fit und attraktiv bleiben. Wichtige Formalitäten müssen erledigt werden. Die Steuererklärung ist bald wieder fällig. Der Personalausweis läuft vielleicht demnächst ab. Rechnungen sollten überwiesen werden. Vielleicht denken Sie schon morgens beim Aufwachen: »Was muss ich heute alles tun?«

SONNENFEST • NORDEN • ERDE

Heidnisch:

- Mittwinter/Winter-Sonnenwende/Jul: 21. Dezember
- Raunächte: 25. Dezember – 6. Januar

Christlich:

- Thomastag: 21. Dezember
- Heiligabend: 24. Dezember
- Weihnachten: 25. und 26. Dezember
- Silvester: 31. Dezember
- Neujahr: 1. Januar
- Hl. Drei Könige: 6. Januar

Dieses »Muss« hängt wie ein imaginäres Damoklesschwert über Ihrem Kopf. Sicher machen Aktivitäten mit der Familie, Kochen oder Sport auch eine Menge Spaß. Aber an manchen Tagen empfinden wir vieles als Last. Das Hamsterrad des Alltagstrotts kann uns gefangen halten, wenn wir nicht aufpassen. Es lässt kaum Raum für uns. Und wir nehmen das gar nicht mehr wahr! Höchste Zeit, mal wieder an uns selbst zu denken!

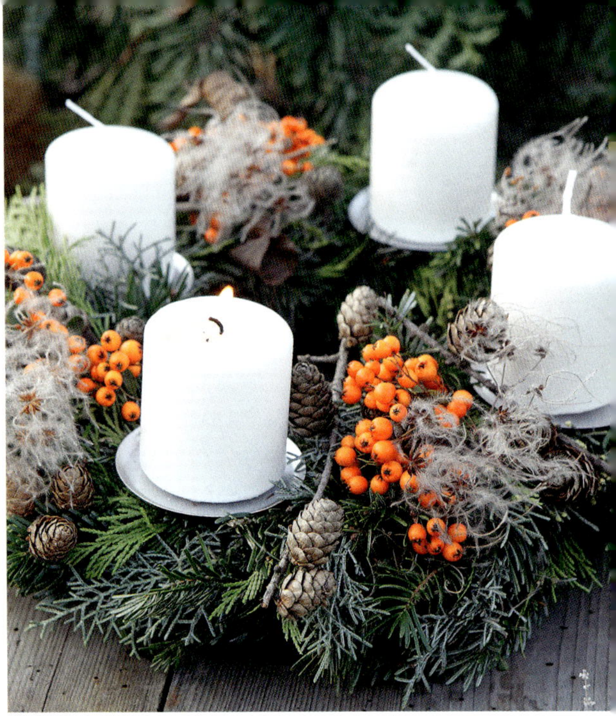

Ein Adventskranz stimmt auf besinnliche Weihnachtsfeiertage ein.

Innenschau halten

Es ist sehr schade, dass sogar in der Vorweihnachtszeit ein Großteil der Bevölkerung schwer beschäftigt ist. So vieles muss erledigt werden. In den Geschäften und im Radio beginnt Ende November die Dauerberieselung mit Weihnachtsliedern. Bei den Nachbarn seilt sich bereits halsbrecherisch der lebensgroße Plastik-Nikolaus an der Hausfassade ab und ein Beamer zaubert farbenfrohe Sterne an die Hauswand. Der Geschenke-Einkaufsmarathon steht an. Wer jetzt noch keine Lebkuchen gekauft hat, muss sich sputen. Denn die Regale, die bereits im August (!) mit dem Weihnachtssortiment an Nikoläusen, Spekulatius und Zimtsternen bestückt waren, sind mittlerweile fast leer. Wer gern Ausflüge zu Weihnachtsmärkten plant, die man unbedingt gesehen haben muss, hat jetzt die Qual der Wahl. Außerdem müssen alle Weihnachtsfeiern mit der Firma, den Vereinen, der Familie und Freunden unter einen Hut gebracht werden. Zumindest war es all die Jahre so.

Ja, die Vorweihnachtszeit hat es in sich. Es sei denn, wir schalten einen Gang zurück, organisieren die wichtigsten Dinge beizeiten und lassen uns nicht aus der Ruhe bringen. Dann entdecken wir die sogenannte »stade Zeit« von früher neu.

In der Landschaft erinnern uns immergrüne Nadelbäume, dunkelgrüner Efeu, würzig duftender Buchs oder die im Schnee blühende Christrose daran, dass Mutter Erde nicht tot ist, sondern nur schläft. Die Pflanzen trotzen der klirrenden Kälte. Wurzeln, Knospen, Samen bündeln ihre Kräfte für den Austrieb im Frühjahr.

Daran sollten wir uns ein Beispiel nehmen. Die Winter-Sonnenwende bietet die große Chance, uns mit dem irdischen Dasein zu versöhnen. Wir können uns wieder auf die Suche nach uns selbst begeben. Uns erden. Zur Ruhe kommen. Und damit fangen wir bereits im Advent an.

BRAUCHTUM

Adventskranz: Vorfreude ist die schönste Freude. Deshalb kann ein Adventskranz dabei helfen, die Vorfreude auf längere Tage und mehr Tageslicht zu steigern. 1925 soll der erste Vorläufer eines Kranzes aus Tannenzweigen mit vier roten Kerzen in Köln aufgetaucht sein. Der Brauch fand großen Anklang in der Bevölkerung und verbreitete sich rasch. Zum frischen Nadel- und Wintergrün arrangierte man auch Zweige mit Wildfrüchten als Farbtupfer. Moderne Adventskränze sind manchmal gar nicht mehr rund, was sehr schade ist, denn der Kreis hat eine starke Symbolkraft: Er steht für Einheit und hilft uns, unsere Mitte zu finden. Aber immerhin haben sie noch vier Kerzen. An jedem Sonntag im Advent wird eine weitere Kerze entzündet, bis schließlich alle vier brennen.

Barbarazweige: Ein schöner Brauch sind »Barbarazweige«. Brechen Sie am 4. Dezember, dem Tag der heiligen Barbara, einige Zweige vom Weißdorn, Kirsch- oder Apfelbaum ab und stellen Sie sie in frisches Wasser. Erblühen die Zweige bis Weihnachten, sollen sie Glück und Fruchtbarkeit im neuen Jahr bringen. Der ursprünglich heidnische Fruchtbarkeitszauber wurde auf die heilige Barbara übertragen. Die blühenden Zweige ergänzen später wunderbar Ihren weihnachtlich geschmückten Ritualplatz. Sie können sie so lassen, wie sie sind, oder mit bunten Bändern, kleinen Weihnachtskugeln und anderen Deko-Elementen schmücken, ganz nach Ihrem Geschmack.

Winter-Sonnenwendfeuer: Zu einem Winter-Sonnenwendritual gehört auf alle Fälle ein Lagerfeuer.

BAUERNREGELN

Lange vor den Aufzeichnungen der Meteorologen beobachteten Bauern das ganze Jahr über das Wettergeschehen sehr genau. Daraus entwickelten sich im Lauf mehrerer Generationen Lostage und viele Bauernregeln in Reimform, die sich auch Menschen merken konnten, die nicht lesen und schreiben gelernt hatten. Im Buch sind viele dieser Bauernregeln verstreut eingebaut.

BAUERNREGEL IM DEZEMBER

Geht Barbara im Klee,
kommt das Christkind im Schnee.

Bilsenkrautsamen, Hanfblätter, Alraunenwurzel und andere bewusstseinserweiternde Pflanzenteile kamen einst ganz selbstverständlich bei diesem Ritual zum Einsatz. Heute sind einige davon entweder gesetzlich verboten oder aus gesundheitlichen Gründen nicht zu empfehlen. Auch Johanniskraut mit reifen Samenständen warf man früher ins Feuer. Sie prasselten laut beim Verbrennen. So wurde die stärker werdende Sonne willkommen geheißen.

Glücklich der, der im Sommer mit einem Büschel aus getrockneten Kräutern vorgesorgt hat. Beifuß, das einheimische Räucherkraut schlechthin, passt zu fast jedem Räucherritual. Davon sollten Sie sich einen kleinen Vorrat anlegen. In diesem Fall können Sie einige Fichten- oder Kiefernzweige auf die Glut legen oder Misteln und etwas Engelwurz. Beobachten Sie Ihr Ritualfeuer. Nehmen Sie den würzigen Duft der Kräuter in sich auf und halten Sie Innenschau. Schaffen Sie Klarheit in Ihrem Leben! Schmieden Sie Pläne für die Zukunft! Sie müssen jetzt noch nicht aktiv werden, das hat Zeit.

»Advent, Advent, ein Lichtlein brennt, erst eins …

Es ist noch dunkel, wenn wir morgens zur Arbeit aufbrechen. Und wenn wir uns nach Feierabend auf den Heimweg machen, ist es schon wieder finster. Die längsten Nächte und kürzesten Tage des Jahres machen vielen Menschen zu schaffen. Es fällt schwer, sich an die lange Dunkelheit und an die nasskalte Witterung zu gewöhnen. Nach den trüben Novembertagen lässt der Dezember wieder Hoffnung aufkeimen. Wir überbrücken die Zeit bis zur Winter-Sonnenwende mit viel Kerzenlicht und Räuchern.

Richtig warm ums Herz wird uns schon in der Vorweihnachtszeit mit erhellenden, herzöffnenden Räuchermischungen und typischen Glühweingewürzen. Sie können das Bedürfnis nach Harmonie, innerer Wärme und Liebe kraftvoll unterstützen. Etwas wärmende Zimtrinde öffnet das Herz. Sternanis schafft Vertrauen und wirkt tröstend. Ingwer wirkt wie ein Nerventonikum. Nelken befreien unsere Gedanken von Negativem. Vielleicht noch eine Prise Kardamom und fruchtige, getrocknete Orangenschale auf das Räuchersieb, schon spürt man den Zauber der Weihnachtszeit. Dazu kommt herzöffnendes Styrax oder Weihrauch und Myrrhe zur Aufhellung und Segnung.

Ein Vogelhäuschen in Sichtweite des Fensters lässt uns am winterlichen Leben in unserem Garten teilhaben. Die gefiederten Freunde, die uns den ganzen Sommer über mit ihren Gesängen erfreut haben, treffen sich jetzt vor unserem Fenster, um sich die besten Leckerbissen zu sichern. Kohlmeisen, Amseln, Rotkehlchen und Grünfinken können wir aus der Ferne erkennen. Für andere brauchen wir vielleicht ein Vogelbuch und ein Fernglas. Es ist eine Freude, den Gefiederten zuzusehen.

In der Adventszeit ist für reichlich Ablenkung gesorgt. Die Küche wird zur Backstube, in der sich Lieblingsplätzchen türmen und Stollen aneinanderschmiegen. Das Arbeitszimmer dient als Bastelstube für Weihnachtskarten, Stroh- und Papiersterne. Und am Hauseingang setzen wir weiß blühende Nieswurz neben weinroter Erika mit Deko-Rentieren in Szene. Es braucht gar nicht viel, um Weihnachtsstimmung in die Wohnung zu zaubern. Welche Wohltat für unsere Augen und für unsere Nase sind natürliche Materialien aus Wald und Garten. Einige Zweige von weihnachtlich duftenden Nadelbäumen und roten Beerensträuchern, dekorative Zapfen und Moos kombiniert mit goldgelben Bienenwachskerzen oder roten Kerzen und selbst gebastelte Sterne auf dem Fensterbrett reichen oft schon aus. Die einfachsten Dinge sind meistens am schönsten. Und nachhaltiger geht es kaum.

BAUERNREGEL IM DEZEMBER

Weihnacht, die im grünen Kleid,
hält für Ostern Schnee bereit.

… dann zwei, dann drei, dann vier …

Mit dem kürzesten Tag und der längsten Nacht des Jahres am 21. Dezember beginnt der Kreislauf des Lebens wieder von vorn. Es ist ein Abschied und gleichzeitig ein Neubeginn. Jetzt ist es endlich so weit. Die Sonne hat den tiefsten Stand erreicht. Und in der dunkelsten Nacht des Jahres wird das neue Licht geboren. Das wirkt beruhigend auf unseren Geist. Auch wenn die ersten längeren Tage kaum spürbar sind, weiß man doch, dass es jetzt wieder bergauf geht. Das Jahresrad bleibt nicht stehen, es dreht sich weiter.

Es ist still geworden in der Natur. Wer zur Winter-Sonnenwende weitab vom Straßenlärm einen Waldspaziergang macht, nimmt kaum Geräusche wahr. Vielleicht hat es geschneit und der Schnee knirscht bei jedem Schritt unter den Schuhsohlen. Lehnen Sie sich an einen kräftigen Baumstamm im winterlichen Wald, schließen Sie die Augen und lauschen Sie. Sie können das Rauschen der Baumwipfel hören, fühlen den Wind in den Haaren und auf Ihren Wangen. Sie riechen den frostigen Wintergeruch der Fichten, die frische Waldluft. Vielleicht klopft ein Specht kurz an einen Stamm in der Nähe. Oder ein Vogel ruft warnend. Ansonsten herrscht Stille. Der Winter geht jetzt erst richtig los mit Frost, Schnee und Eisglätte. Da bleibt die Natur vorerst in Warteposition. Sie können die wohltuende Energie der Verlangsamung und Regeneration des Waldes fast hautnah spüren. Der Kopf wird wieder klar.

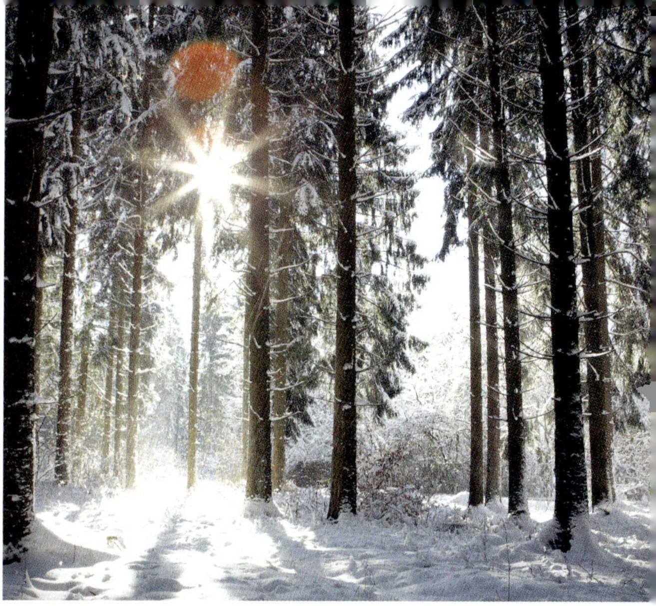

Das sanfte Licht der Wintersonne bricht durch den verschneiten Wald und wärmt unser Herz.

… dann steht das Christkind vor der Tür«

Ein paar Tage später, an Heiligabend, dem 24. Dezember, ist schließlich etwas zeitversetzt das christliche Fest zum Wandel im Jahreskreis. Die Erwartungshaltung ist bei vielen Menschen groß. An Weihnachten muss alles perfekt sein: die Wohnung, das Festmahl, der Punsch, die Geschenke. Und natürlich wünscht man sich Schnee und nur strahlende Gesichter beim Familientreffen. Dass das nicht immer funktionieren kann, ist klar.

Wichtig ist auch der Baum. Die Weihnachtsbäume haben in den letzten Jahrzehnten einen Wandel durchgemacht. Heutzutage reicht die Palette vom langlebigen Kunstbaum mit blinkendem Blitzlicht-Farbspektakel über die Nordmanntanne mit Kugeln in den neuesten Trendfarben bis hin zur Fichte mit echten Bienenwachskerzen. Für jeden Geschmack findet sich der passende Baum. Eine Krippe sucht man oft vergeblich. Ursprünglich schmückten frische Zweige die Wände bis zur Zimmerdecke. Die ersten Christbäume hingen im 17. Jahrhundert noch an der Decke. Als Baumschmuck dienten auf Hochglanz polierte rotbackige Äpfel, Honiglebkuchen und Rosen aus rotem Seidenpapier. Das Wichtigste war die Krippe. Sie stand unter dem Baum oder daneben.

An Weihnachten feiern wir die Geburt Jesu. Auch hier geht es um Themen wie Neubeginn und Licht. Genauer gesagt um das Licht, das die Dunkelheit in der Welt erhellt, Frieden bringt und die Herzen der Menschen berührt. Von Weihnachten bis Dreikönig ist eine heilige, friedvolle, segensreiche Zeit. Wir machen unseren Liebsten Freude und Geschenke. Wir sind dankbar, spenden für andere, denen es nicht so gut geht wie uns. Und wir erinnern uns an die Verantwortung für Mutter Erde und alle Geschöpfe, die auf ihr leben.

BAUERNREGEL IM JANUAR

Anfang und Ende vom Januar
zeigen das Wetter fürs ganze Jahr.

SILVESTER

Der 31. Dezember ist gleichzeitig der Gedenktag des heiligen Silvester. Nach dem gregorianischen Kalender, der nach Papst Gregor XIII. benannt wurde, endet hier das Jahr und beginnt am 1. Januar wieder neu. Es dauerte einige Zeit, bis sich dieser Kalender fast weltweit durchgesetzt hatte. Die meisten Menschen feiern den Jahreswechsel am Silvesterabend – bis auf einige andere Religionen und Kulturen.

Wir befinden uns seit dem 25. Dezember in den Raunächten. Unsere Ahnen hielten es für möglich, in diesen Nächten Geister zu beschwören, in Kontakt mit Tieren zu treten und Wahrsagerei zu betreiben. Im Brauch des Bleigießens versuchten bis vor Kurzem viele, in geselliger Runde am Silvesterabend in die Zukunft zu blicken. Aus gesundheitlichen Gründen wurde das Blei in Wachs umgewandelt. Neuerdings hofft man deshalb durch Wachsgießen auf die richtigen Zeichen vom Schicksal. Man wünscht sich Gesundheit, Glück, Erfüllung, inneren und äußeren Reichtum.

Zum Jahreswechsel sind auch zahlreiche Glücksbringer in Umlauf: Glücksklee mit kleinen Kaminkehrern zum Beispiel, Hufeisen oder Marienkäfer. Die Italiener tragen rote Unterwäsche am Silvesterabend. Das soll Glück im neuen Jahr bringen.

BAUERNREGEL IM JANUAR

Knarrt im Januar
Eis und Schnee, gibt's zur Ernt'
viel Korn und Klee.

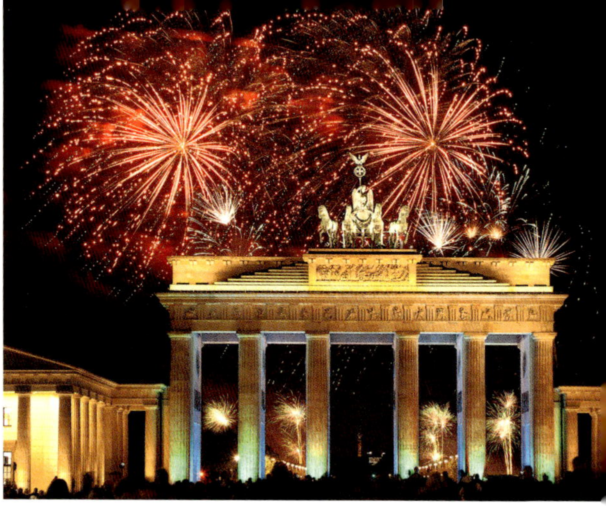

Auf der ganzen Welt heißen die Menschen das beginnende Jahr willkommen.

Und es ist die Zeit der guten Vorsätze. Man nimmt sich vor, weniger zu essen, zu rauchen, zu arbeiten, mehr Zeit mit der Familie zu verbringen, mehr Sport zu machen und mehr zu lieben. Dazu fällt mir ein Spruch ein: »Wenn du Gott zum Lachen bringen willst, erzähle ihm von deinen Plänen.«

HEILIGE NÄCHTE

Am ersten Weihnachtsfeiertag beginnt eine spannende Zeit für Räucherliebhaber. Jetzt bereiten wir den Platz für die Räucherrituale vor. Traditionell zelebriert man die Rau(ch)nächte vom 25. Dezember bis zum Dreikönigsfest am 6. Januar. In der Astronomie handelt es sich dabei nur um die Zeitspanne, wenn Sonne und Mond am schwächsten sind, zwischen dem Dezember-Neumond und der Winter-Sonnenwende. Und in einer weniger beachteten Variante beziehen sich die Raunächte auf die Zeit zwischen 21. Dezember und 2. Januar. Die Grenzen zwischen der geistigen und realen Welt scheinen ineinanderzufließen. Bei unseren Vorfahren galten die Raunächte als heilige Nächte. In ihnen wurde nach Möglichkeit nicht schwer gearbeitet. Die Familie versammelte sich in der Stube um das Holzfeuer im Ofen und verrichtete im spärlichen Kerzenlicht kleinere Tätigkeiten wie Reparaturen, Handarbeiten, Schnitzereien, dabei er-

zählten sie sich Geschichten. Damals gab es härtere Winter, als wir sie heute gewohnt sind. Wenn die Winterstürme nachts um das Haus fegten, an den Fensterläden rüttelten und durch den Kamin heulten, war das sicher beängstigend. Auch Raubtiere kamen den Häusern gefährlich nahe.
Glaubte man der Mythologie, waren in diesen Tagen nach Einbruch der Dunkelheit die Gesetze der Natur aufgehoben. Alle Grenzen zu anderen Welten verschwanden und Geister hatten die Möglichkeit, auf die Erde zu kommen. Das inspirierte zur Entstehung vieler Sagen und Gruselgeschichten – je nach Region, in der man wohnte. Im Alpenraum ritt die Percht mit ihrem wilden Gefolge übers Land. In Norddeutschland gab es das Rumpelpottlaufen. Im Norden Europas schweifte Wotan mit seinem Gefolge, Wölfen und zwei Raben umher. Und hier in der Oberpfalz wirbelte die »Wilde Jagd« um das Haus, um die Seelen einzufangen und ins Jenseits zu bringen. Da blieb man lieber im Inneren der schützenden vier Wände.

Zwischen Vergangenheit und Zukunft

In vielen Kulturen sind für diese Nächte magische Rituale überliefert. Die Frauen in der Oberpfalz spannten keine Wäscheleine, da sich die »Wilde Jagd« darin verheddern konnte. Weiße Bettlaken durften schon gar nicht aufgehängt werden, sonst lief man Gefahr, dass die »Wilde Jagd« sie stehlen und im kommenden Jahr als Leichentücher für den Besitzer verwenden könnte. Es hieß auch, dass man sich in den Raunächten in Acht nehmen sollte, um nicht um Mitternacht an einem Stall vorbeizukommen. Denn da würden sich die Tiere in menschlicher Sprache unterhalten, insbesondere an Heiligabend, Neujahr und in der Dreikönigsnacht. Aber jeder, der das hörte, müsste kurz darauf sterben.

BAUERNREGEL IM JANUAR

Januar ganz ohne Schnee tut Bäumen, Bergen und Tälern weh.

Die Raunächte waren auch Losnächte. Jede noch so kleine Begebenheit wurde genau beobachtet und hatte für das neue Jahr Bedeutung. Gab es Streit in der Familie? Wie war das Wetter? Als besonders bedeutungsvoll galten Träume, da sie zukünftige Ereignisse bedeuten konnten. Es ist noch heute eine spirituelle Zeit, wie eine Grenzwanderung zwischen Vergangenheit und Zukunft. Das bewusste Erleben kann bei der Rückbesinnung auf die ursprüngliche Qualität der Jahreszeit helfen.

RÄUCHERSCHRITTE IN DEN RAUNÄCHTEN

Die Raunächte eignen sich sehr gut zum Orakeln und ausgiebigen Räuchern. Belastende Ereignisse des vergangenen Jahres werden damit bereinigt und abgeschlossen. Das schafft Platz für positive Energien im neuen Jahr. Für das Ritual steht jede der zwölf Nächte für einen Monat des kommenden Jahres.
Zum Ritual gehören drei Schritte: Der erste Schritt ist die abendliche Räucherung, der zweite die Räucherung vor dem Zubettgehen. Der dritte Schritt und gleichzeitig krönende Abschluss der Raunächte ist die Hausräucherung am Dreikönigstag.

RÄUCHERPFLANZEN FÜR DIE ABENDRÄUCHERUNG

In den zwölf Raunächten brauchen wir für die Abendräucherung Pflanzen, die helfen, Rückschau zu halten und Belastendes aufzudecken. Ziel ist es, diese Dinge als Teil der Vergangenheit anzunehmen und sie dann loszulassen. So schaffen wir den erforderlichen Raum für einen unbeschwerten Neubeginn in der Zukunft.

Holunder

(Sambucus niger)

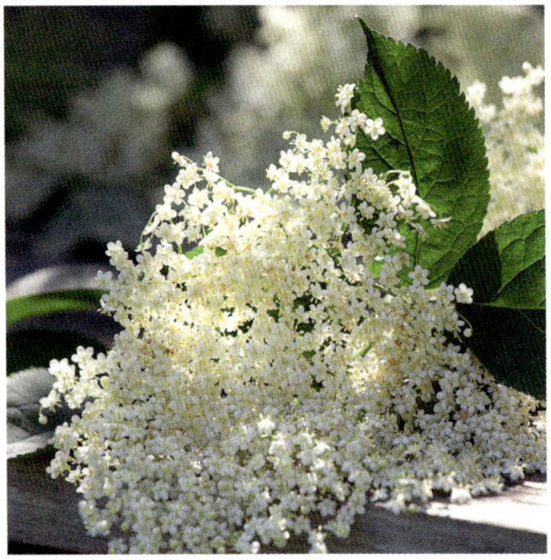

VERWENDETE PFLANZENTEILE:
Blüten • Mark • seltener Rinde

WIRKUNG: für Übergang und Neubeginn • für die Ahnen • segnend • schützend • harmonisierend • heilend • stimmt zuversichtlich • macht Mut

Holunder ist eine mächtige Kraftpflanze für Übergangsrituale. Der Schwellenbaum begleitet uns durch alle Lebensphasen: beim Heranwachsen, im Erwachsenenalter, bis zum Lebensende. Alle Pflanzenteile sind heilkräftig. Zum Räuchern werden hauptsächlich die getrockneten Blüten und das Holundermark (Hollermark) verwendet, das sich im Frühjahr leicht aus fingerdicken Zweigen herauslösen lässt.

Räuchermischung »12 mystische Raunächte«

1 Teil Meisterwurz • 1 Teil Bartflechte • 1 Teil Erdrauch • 2 Teile Wacholderbeeren • 1 Teil Holundermark • 1 Teil Holunderblüten • 1 Teil Wald-Engelwurz-Samen • 3 Teile Kiefernharz

Weitere Räucherkräuter für die Raunächte: Beifuß, Eschensamen, Mistel, Wacholder, Salomonssiegel

Bartflechte

(Usnea barbata)

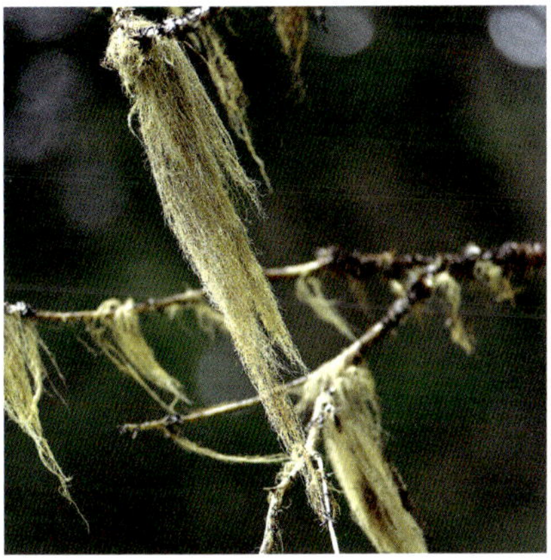

VERWENDETE PFLANZENTEILE: Flechte

WIRKUNG: für Raunächte und Ahnen • reinigend • schützend • tötet Bakterien und Viren • fördert die Präsenz • löst familiäre Verstrickungen • erleichtert den Neubeginn

Flechten entwirren beim Verräuchern familiäre Verstrickungen. So kann ein guter Neuanfang gelingen. Bartflechte ist im Alpenraum leicht zu bekommen, teilweise ist sie geschützt und darf nicht geerntet werden. Als Ersatz können Sie Eichenmoos *(Evernia prunastri)* oder silbergraues Baummoos *(Pseudevernia furfuracea)* verwenden. Bartflechte duftet leicht bitter auf dem Räuchersieb, Baummoos würzig, fast süßlich.

Gewöhnlicher Erdrauch

(Fumaria officinalis)

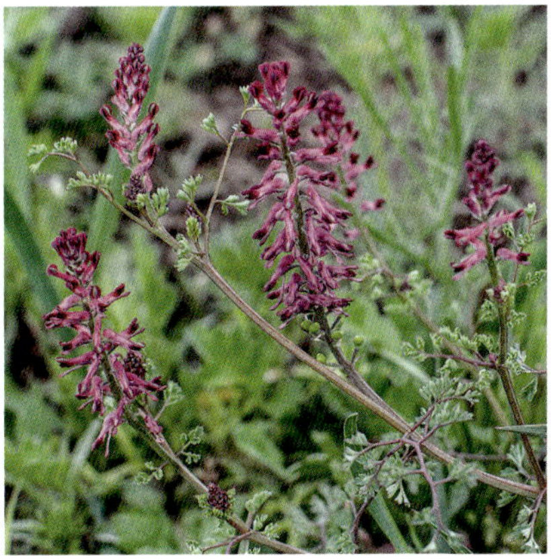

VERWENDETE PFLANZENTEILE: blühendes Kraut

WIRKUNG: für Ahnenräucherungen • reinigend • erdend • schützend • verbindet mit den Elementarkräften

Die Kelten und Germanen nannten ihn Elfenrauch, Dioskurides »Rauch der Erde«. Im Mittelalter versuchte man sogar, Teufel mit ihm auszutreiben. Für diesen Zweck wurde im Klostergarten in St. Gallen großflächig Erdrauch angebaut. Und es hieß, Hexen und Zauberer könnten sich mit seinem Rauch unsichtbar machen. Diese Einschätzung verwundert nicht, wenn man seine enorme Rauchentwicklung bedenkt.

Tipp: Räuchern mit Erdrauch

Falls Sie Erdrauch pur verräuchern möchten, sollten Sie ihn sehr sparsam dosieren, denn er macht seinem Namen alle Ehre. Er hat einen stechenden Geruch mit einer leichten Kräuternote. Erdrauch eignet sich hervorragend für Räucherrituale an Kraftorten oder Kultstätten im Freien zur Verbindung mit den Elementarkräften.

Einstimmung auf die Jahreszeit – Raunächte

- *Ich bin dankbar für die Kraft, Energie, Liebe, Hilfe und all das Gute, das mir im vergangenen Jahr zuteil wurde.*
- *Einiges ist schiefgelaufen und hat sich nicht weiterentwickelt. Ungewohntes hat bei mir Ängste und Sorgen ausgelöst. Ich nehme das Vergangene hin und schließe es ab als weiteren Baustein meines Lebens.*
- *Mir ist klar, dass Veränderungen anstehen. Für die Zukunft wünsche ich mir Mut, Frieden, Liebe, Licht und Segen für mich und meine Familie.*
- *Ich weiß noch nicht, wohin mich der nächste Lebensabschnitt bringen wird. Mit Optimismus und Zuversicht nehme ich künftige Herausforderungen im Hürdenlauf des Lebens an.*
- *All meinen Dank und meine Anliegen schicke ich mit dem Rauch nach oben, als Botschaft an den Himmel.*

RÄUCHERALTAR FÜR DIE RAUNÄCHTE

Haben Sie bereits eine Räucheroase in der Wohnung geschaffen? Wenn nicht, richten Sie am besten für die nächsten zwölf Tage eine Art »Räucheraltar« ein, den Sie ganz nach Ihrem Geschmack dekorieren können. Wintergrüne Zweige, Zapfen und Sterne passen gut in die Jahreszeit. Stellen Sie Bilder von der Familie oder von persönlichen Vorfahren dazu. Diese sollten beim Ritual geachtet und geehrt werden. Dann bereiten Sie das notwendige Räucherzubehör vor.

Drei Kerzen symbolisieren Vergangenheit, Gegenwart und Zukunft. Sie brauchen außerdem Streichhölzer, einen kleinen Löffel oder eine Zange, einen Notizblock mit Stift und je nach Räuchermethode entweder eine Räucherschale mit etwas Sand und Kohle oder ein Räucherstövchen mit Sieb und Teelicht, die fest auf einer feuerfesten Unterlage stehen sollten.

Jetzt fehlen noch die passenden Kräuter und Harze. Stellen Sie die Mischungen »12 mystische Raunächte« (siehe Seite 34) und »Traum & Orakel« (siehe Seite 38) und Weihrauch und Myrrhe bereit. Natürlich können Sie auch eine Auswahl der empfohlenen Räucherkräuter und Harze verwenden. Ihr Ritualplatz ist damit vorbereitet. Notizblock und Stift legen Sie auf dem Nachtkästchen neben Ihrem Bett bereit.

ABENDRITUAL IN DEN ZWÖLF RAUNÄCHTEN

Halten Sie ein Fenster zumindest einen Spaltbreit geöffnet, damit der Rauch mit den gelösten Altenergien entweichen kann. Zünden Sie an jedem der zwölf Abende zuerst ganz bewusst die Kerzen an. Das eröffnet das Ritual und grenzt störende Faktoren des Alltags aus.

Entzünden Sie dann das Teelicht unter dem Sieb im Räucherstövchen und geben Sie mit dem kleinen Löffel Ihr Räucherwerk an den Rand des Siebes. Oder nehmen Sie die Räucherkohle mit der Zange, zünden Sie sie an und legen Sie sie in die mit Sand gefüllte Räucherschale. Wenn die Kohle durchgeglüht ist, können Sie mit dem kleinen Löffel Räucherwerk für die Raunächte auflegen. Verglimmte Pflanzenteile schieben Sie bis zum Abschluss des Rituals immer wieder zur Seite und legen frisches Räucherwerk auf.

Räuchern Sie sich kurz ab. Wenn Sie möchten, können Sie Ihre wohlwollenden Ahnen um Unterstützung und Segen bitten. Am ersten Abend, dem 25. Dezember, denken Sie zurück an den ersten Monat im vergangenen Jahr. Welche Erfahrungen haben Sie im Januar gemacht? Mussten Sie Rückschläge einstecken, Abschied von einem geliebten Menschen nehmen, wurde Ihnen gekündigt? Welche Erkenntnisse können Sie daraus ziehen? Was möchten Sie hinter sich lassen oder lieber ins neue Jahr mitnehmen? Machen Sie Ihrem Ärger über etwas Luft. Sprechen Sie laut aus, was Sie besonders bewegt hat. Das hat einen befreienden Effekt. Nehmen Sie sich alle Zeit dafür, die Sie brauchen. Sie akzeptieren das Vergangene, bedanken sich für das Erlebte und stimmen sich dann positiv auf all die schönen Dinge ein, die im Januar des kommenden Jahres auf Sie warten.

Am 26. Dezember kommt der Februar an die Reihe. Das führen Sie jeden Abend fort bis zur letzten Raunacht am 5. Januar, in der der Dezember des letzten Jahres an der Reihe ist.

Zum Abschluss des Zeremoniells räuchern Sie sich wieder kurz ab und blasen dann bewusst die Kerzen aus. Das Ritual ist damit beendet. Lüften Sie jetzt kurz, aber kräftig durch. Die Kohle muss aus Sicherheitsgründen komplett ausglühen, um Brandgefahr zu vermeiden! Oder Sie nutzen die Restglut gleich im Anschluss für das Ritual »Traumarbeit« (siehe Seite 40). Das kann sich manchmal aus Zeitgründen anbieten.

RITUAL VOR DEM ZUBETTGEHEN – ZEIT ZUM TRÄUMEN UND ORAKELN

Vor allem die Träume dieser Nächte sollte man beachten. Der Traum am ersten Abend steht für den Januar des kommenden Jahres, der Traum des zweiten Abends für den Februar usw. Ihre Träume können Aufschluss darüber geben, was das neue Jahr für Sie bereithält. Manche Menschen träumen besonders intensiv in den Raunächten. Es hilft, wenn Sie sich vor dem Einschlafen fest vornehmen, das Geträumte in Erinnerung zu behalten. Seien Sie nicht enttäuscht, wenn es nicht auf Anhieb klappt. Das Wort »Traumarbeit« sagt eigentlich schon alles. Es fällt einigen anfangs nicht immer leicht.

Wir richten unseren Blick auf die Vorhaben in den kommenden Monaten.

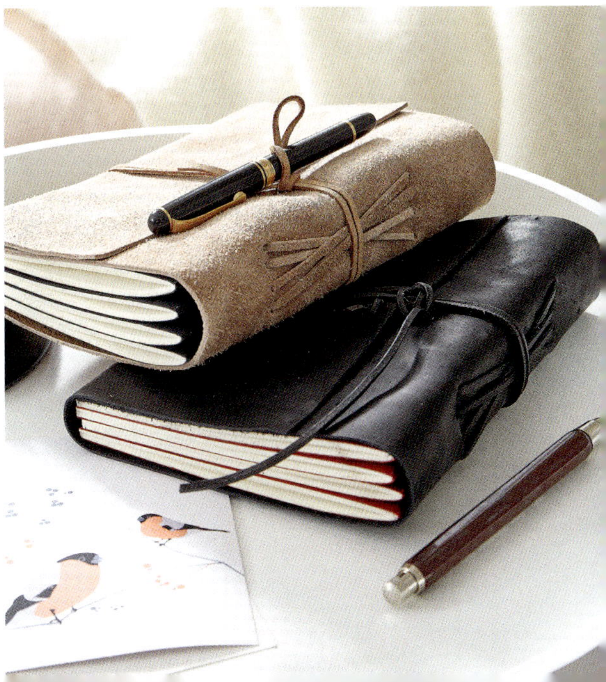

RÄUCHERPFLANZEN FÜR TRAUMARBEIT UND ORAKEL

Für die Traumarbeit in den Raunächten brauchen Sie kraftvolle Pflanzen, die sowohl schlaffördernd sind, als auch die Intuition und das Träumen fördern. Einige unserer regionalen Kräuter sind dafür bekannt, dass sie uns dahingehend unterstützen können.

Gewöhnliche Schafgarbe

(Achillea millefolium)

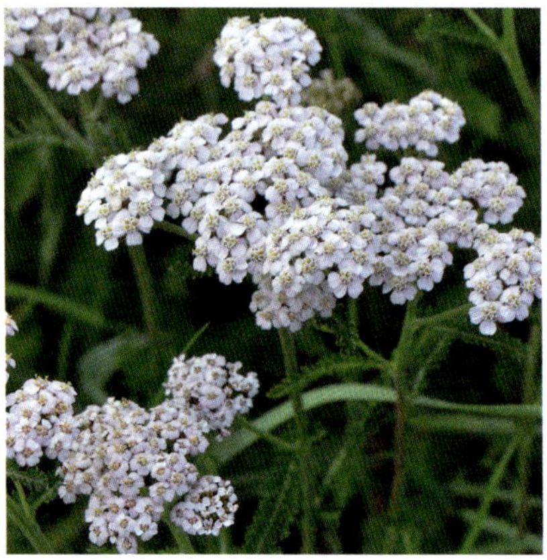

VERWENDETE PFLANZENTEILE: Blüten • blühendes Kraut
WIRKUNG: fördert Traumarbeit und Visionen • stärkt die Intuition • ist hilfreich beim Orakeln und Hellsehen • bringt uns ins Gleichgewicht

So wie die Schafgarbe als Heilpflanze eine Blutung sowohl stillen als auch anregen kann, so wirkt sie auch als Räucherpflanze ausgleichend. Sie wurde schon immer zum Orakeln und für das Hervorbringen von Visionen genutzt. Als Räucherpflanze darf sie in keiner Visionsmischung fehlen. Kleinen Kindern legte man früher bei Albträumen kleine Säckchen mit Schafgarbe auf die Augen, damit die guten Träume zurückkamen. Das chinesische Weisheitsorakel I Ging wird mit Schafgarbenstängeln geworfen.

Räuchermischung »Traum & Orakel«

2 Teile Schafgarbe • ½ Teil Baldrianblüte • 1 Teil Lorbeer • 1 Teil Habichtskraut • 1 Teil Beifuß • 1 Teil Weihrauch

Weitere Räucherkräuter zum Träumen und Orakeln: Hopfen, Mohn (Blüten, Samen), Misteln, Eisenkraut, Wermut, Eschensamen; Kampfer

Echter Lorbeer

(Laurus nobilis)

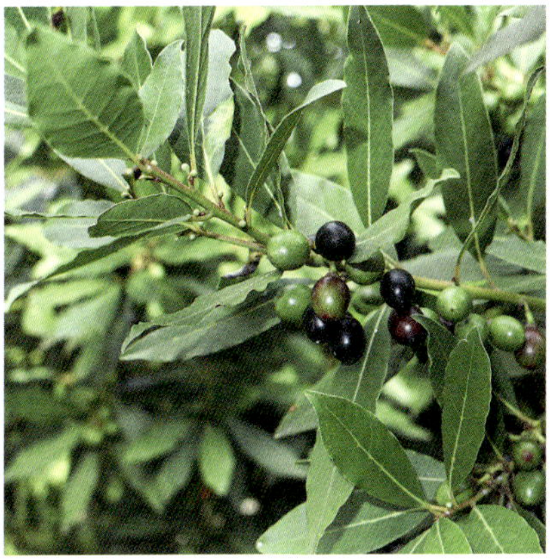

VERWENDETE PFLANZENTEILE: Blätter • Früchte

WIRKUNG: fördert Traumarbeit und Visionen • reinigt atmosphärisch • keimtötend • bewusstseinserweiternd • verhilft zur Selbsterkenntnis • sorgt für einen klaren Kopf

Das berühmte Orakel von Delphi liegt praktischerweise in einem Lorbeerhain. Hier wurde vorrangig Lorbeer verräuchert. Sein warmer Geruch klärt den Geist und lässt Visionen bei klarem Verstand aufsteigen. So kann er zu klaren persönlichen Erkenntnisprozessen und konkretem Handeln verhelfen.

Echter Baldrian

(Valeriana officinalis)

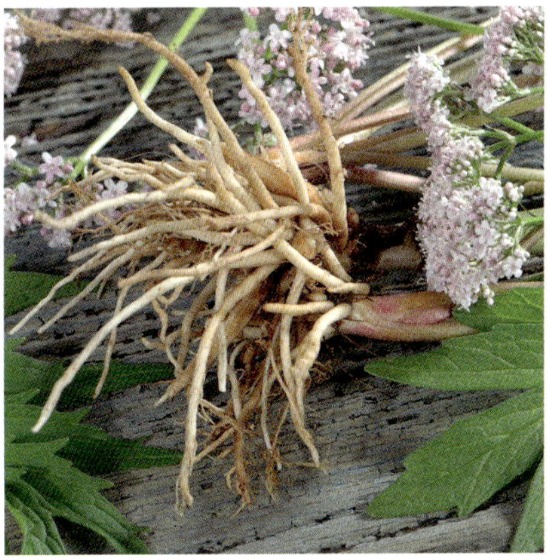

VERWENDETE PFLANZENTEILE: Blüten • Wurzeln

WIRKUNG DER BLÜTEN: beruhigend • entspannend • ausgleichend • angstlösend • fördern Traumerleben, Instinkt und Intuition • stimmen zuversichtlich • lösen psychische Blockaden

Die Mondwurz, wie der Baldrian auch genannt wird, wächst gern am Rand von Gewässern. Während die Wurzel sparsam dosiert Lust hervorbringt, fördern die verräucherten Blüten die Intuition, das Traumerleben und den Kontakt zu Elementarwesen. Letzterem verdankt der Baldrian seinen Namen Elfenwurz im Volksmund. Baldrian wirkt auch sehr beruhigend auf angespannte Nerven.

Tipp: Räuchern mit Baldrianwurzel

Äußerst sparsam dosiert oder in hoher Verdünnung mit anderen anregenden Räucherstoffen entfaltet die intensiv duftende Baldrianwurzel beim Räuchern ihre aphrodisierende Wirkung. Früher trugen vor allem junge Mädchen ein kleines Stückchen von der Wurzel als Liebesamulett um den Hals.

RITUAL »TRAUMARBEIT«

Öffnen Sie vor dem Schlafengehen leicht das Fenster und verräuchern Sie etwas von der Traummischung im Schlafzimmer. Dabei ist äußerste Vorsicht geboten, damit keine Glut aus der Räucherschale fällt. Denken Sie dabei intensiv an Ihr Anliegen: »Ich wünsche mir für diese Nacht einen wichtigen Traum, an den ich mich morgen früh erinnere und dessen Bedeutung ich erkennen kann.« Danach bringen Sie die Räucherschale aus dem Schlafzimmer an einen sicheren Ort, schließen das Fenster und gehen mit der festen Absicht ins Bett, gleich etwas Aufschlussreiches zu träumen.

Nach dem Aufwachen am nächsten Morgen ist es wichtig, sofort an den Traum zu denken. Das braucht etwas Übung und Geduld. Notizblock und Stift liegen auf dem Nachtkästchen bereit. Notieren Sie rasch die ersten Gedankenfetzen, an die Sie sich erinnern können. Oft tauchen dann weitere Erinnerungen auf. Später haben Sie dann in Ruhe Zeit, über die Träume nachzudenken und zu orakeln, was sie für die Zukunft bedeuten könnten. Dieses Ritual mit Raunacht- und Traumräucherung können Sie nun jeden Abend wiederholen. So spiegelt jede Nacht einen Monat des kommenden Jahres wider. Denn auch hier gilt, dass die Träume in der Nacht vom 25. auf den 26. Dezember für den Januar im kommenden Jahr stehen usw.

DREI WEISE MÄNNER UND IHRE GABEN

Am häufigsten wird wohl am Dreikönigstag geräuchert. In vielen Kirchen liegt an diesem Tag abgepackter Weihrauch mit Kohle und Kreide an den Ausgängen für die Kirchgänger bereit. Der 6. Januar ist in Bayern sowie in Baden-Württemberg und Sachsen-Anhalt ein Feiertag und erinnert an die drei Weisen aus dem Morgenland. In Krippendarstellungen dürfen sie nicht fehlen. Die Geschichte von den Heiligen Drei Königen aus dem Osten ist voller Symbolik. In der Bibel werden sie bei Matthäus im Kapitel 2, Vers 1 und 2 als Sterndeuter bezeichnet. Man nannte sie auch Magier oder Astrologen, zu Königen wurden sie erst später. Im Grunde geht es bei dieser christlichen Legende um fremde, nicht jüdische Männer unterschiedlicher Hautfarbe und von hohem Rang, die sich vom Orient aus auf die Suche nach dem neugeborenen Messias machten, der als Retter der Welt vorausgesagt worden war. Sie folgten einem Zeichen am Himmel, dem Stern von Bethlehem, einem Kometen, der übrigens später wissenschaftlich belegt werden konnte. Der Stern führte sie nach Bethlehem zu einer Krippe in einem Stall, wo sie den Messias fanden: Jesus, den Sohn Gottes. Sie beschenkten ihn mit Gold und den kostbaren Räucherharzen Weihrauch und Myrrhe.

So lautet die Legende. Sicher wurde einiges ausgeschmückt. Erst im 9. Jahrhundert war von drei Königen die Rede, vielleicht weil in der Bibel drei Geschenke genannt wurden oder aber weil die Zahl Drei eine starke Symbolkraft hat. Und man gab ihnen Namen, die gleichzeitig drei unterschiedliche Kontinente repräsentieren: Caspar für Afrika, Melchior für Europa und Balthasar für Asien. Auch die mitgebrachten Geschenke kann man als Symbole deuten. Gold könnte ein Hinweis auf das Königtum Christi, den Schöpfer sein. Weihrauch steht für die Verehrung Gottes. Und Myrrhe, die von einem Dornenstrauch stammt, stellt einen Bezug zur Dornenkrone her, da Jesus später am Kreuz den Erlösungstod starb.

Das Haus segnen

Sternsingen ist seit 2015 UNESCO-Kulturerbe. In Deutschland verkleiden sich jedes Jahr Anfang Ja-

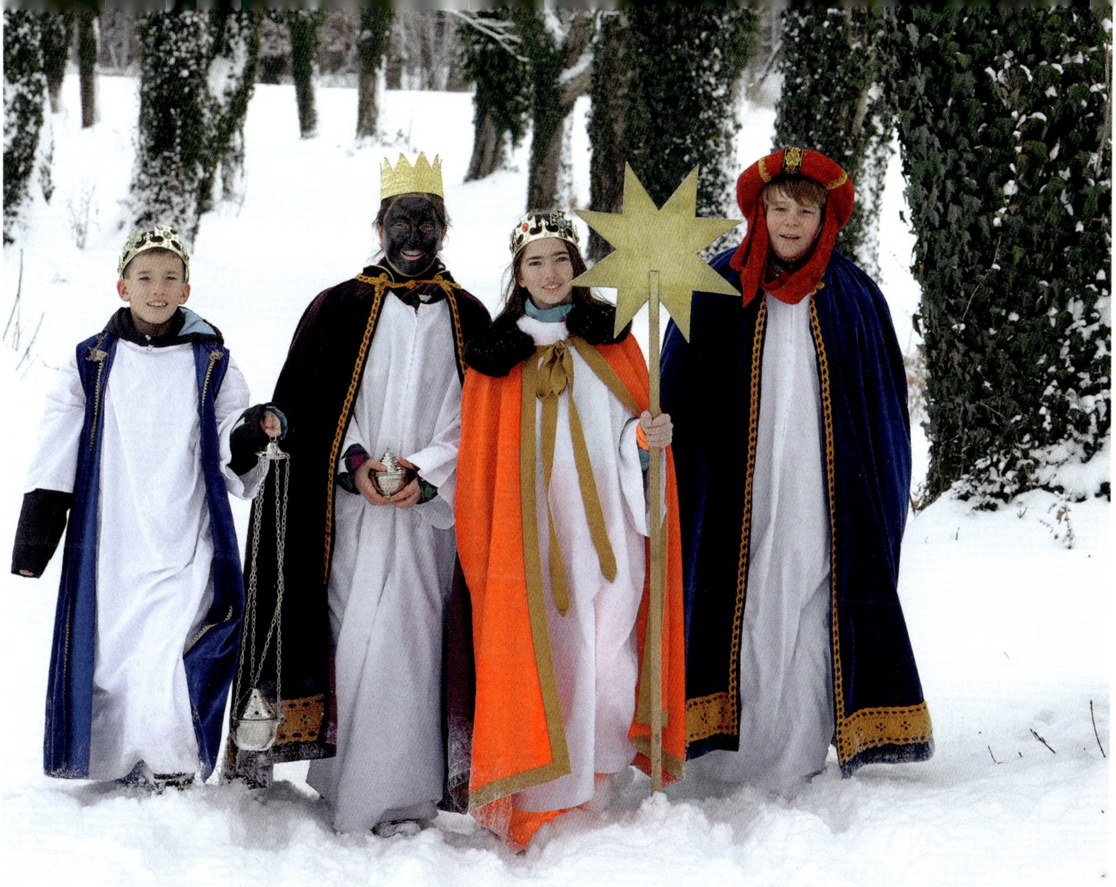

Auf dem Land gehen die Sternsinger von Haus zu Haus und segnen die Eingänge mit Weihrauch.

nuar bis zu 300.000 Ministranten in die drei Weisen und übernehmen als Sternsinger-Gruppe traditionell den alten Brauch der Haussegnung. Sie gehen von Haus zu Haus, sammeln Spenden für Kinder in Not in Afrika, Asien, Lateinamerika und Osteuropa, segnen die Hauseingänge mit einer Weihrauch-Räucherung und schreiben den Haussegen C + M + B (Christus mansionem benedicat) an den Türstock, der übersetzt so viel heißt wie »Christus segne dieses Haus«. Da der 6. Januar der letzte Tag der Raunächte ist, können Sie Ihre eigene Haussegnung sehr gut als Abschluss der Raunachtrituale einbinden.

Auf dem Land räuchern manche Einheimische entweder in allen Raunächten oder am Vorabend von Dreikönig. Sie verwenden dazu eine Pfanne, eine Eisenkehrschaufel oder ein altes Bügeleisen. Die Glut kommt von einer Kohle aus dem Ofen oder von einem getrockneten Zunderpilz, der lange glüht, ohne Funken zu versprühen. Darauf streut man vor allem Weihrauch, aber auch geweihte Kräuter. Gemeinsam den Rosenkranz betend, trägt man das Räuchergefäß dann durch das Haus, über den Hof und in die Stallungen, um Unglück fernzuhalten. Oft versprengt dabei zusätzlich eine weitere Person Weihwasser.

Die Räucherkräuter und -blüten stammen vorwiegend aus dem Kräuterbuschen, der an Mariä Himmelfahrt am 15. August beim Gottesdienst geweiht worden war. Aus dem Büschel zupft die Landbevölkerung auch Kräuter und mischt sie in den Raunächten unter das Tierfutter. Heilkräutern sagt man in diesen Nächten eine besonders intensive Wirkung nach.

RÄUCHERPFLANZEN AN HEILIGE DREI KÖNIGE

Zu dieser Räucherung gehören kostbare Harze, die der besonderen Zeit im Jahreskreis angemessen sind. Der göttliche Wohlgeruch von Weihrauch und Myrrhe hat seit Jahrhunderten Tradition. Heimische und vorher rituell geweihte Kräuter ergänzen das edle Räucherwerk aus fernen Landen.

Weihrauch

(Olibanum / Boswellia)

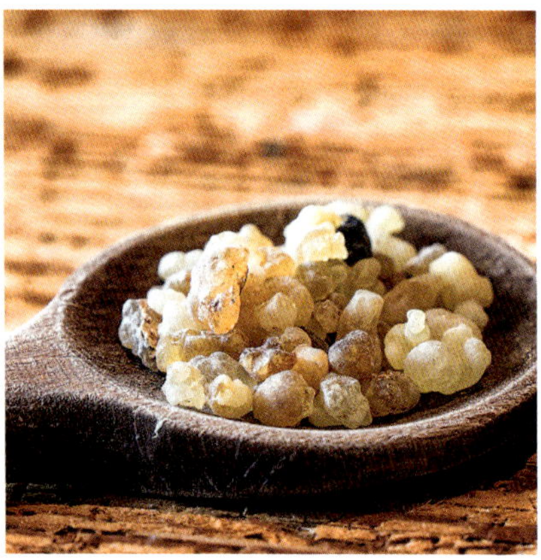

VERWENDETE PFLANZENTEILE: Harz

WIRKUNG: segnend • lässt in die Sphäre des Göttlichen eintauchen • begleitet Riten und Opferungen • heilend • beruhigend • schmerzstillend • desinfizierend • reinigend • entzündungshemmend • stimmungsaufhellend • konzentrationsfördernd • neutralisiert schwere Energien • vertreibt Angstzustände • unterstützt männliche Aspekte

In der Antike wurden die Standorte von Weihrauch- und Myrrhebäumen wie Geheimnisse gehütet. Sie gehörten zu den wichtigsten Räucherharzen überhaupt. Für die alten Ägypter verströmte Weihrauch den heiligsten, wertvollsten, göttlichsten Geruch. Reine, unbehandelte Sorten sind hochwertiger.

Räuchermischung »Heilige Drei Könige«

1 Teil Weihrauch
1 Teil Myrrhe

Weitere Räucherkräuter für Heilige Drei Könige: Alant, Lavendel, Rosenblüten, außerdem Blüten und Kräuter aus dem geweihten Mariä-Himmelfahrts-Büschel

Myrrhe

(Commiphora abyssinica)

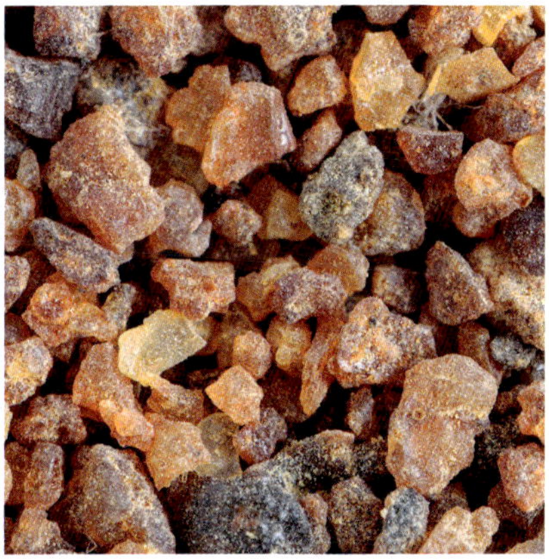

VERWENDETE PFLANZENTEILE: Harz

WIRKUNG: sinnlich anregend • stark reinigend • heilend • segnend • bringt Körper, Geist und Seele in Einklang • erdend • für Meditationen • lässt inneren Frieden finden • stimmt optimistisch • stärkt die weibliche Linie

Nach der ägyptischen Mythologie ist Myrrhe aus den Tränen des Gottes Horus entstanden. Das edle Harz wurde bereits vor über 3000 Jahren in Ägypten zur Hygiene, Medizin und für magische Rituale verwendet. Myrrhe duftet weiblich erotisch, warm, erdig, aromatisch. Mischt man Weihrauch und Myrrhe zu gleichen Teilen, bringt man den weiblichen und männlichen Aspekt wieder ins Gleichgewicht.

Mariengras

(Hierochloe odorata)

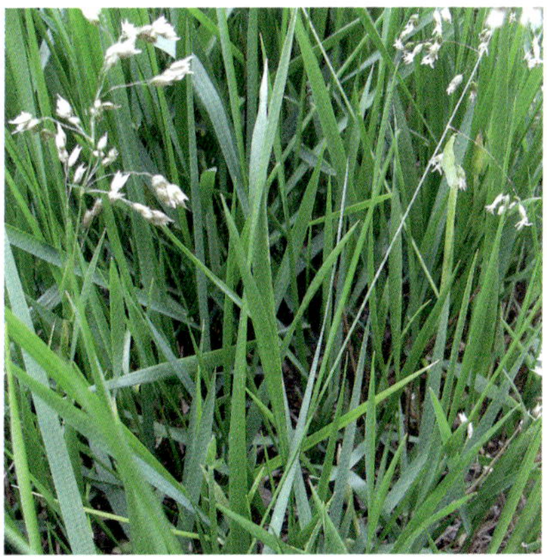

VERWENDETE PFLANZENTEILE: Grashalme

WIRKUNG: heilend • segnend • tröstend • wärmend • sorgt für friedliche Stimmung • steigert die Fruchtbarkeit • entspannend • öffnet das Herz • zieht gute Geister an

Der Duft von Mariengras öffnet unser Herz und bringt Heilungsprozesse in Gang. Sweet Grass war auch neben einigen anderen Kräutern Bestandteil der Rauchmischung »Kinnick Kinnick«, die bei heiligen Zeremonien in der legendären Friedenspfeife geraucht wurde. Mariengras wirkt segnend und sorgt für eine friedliche Atmosphäre.

Tipp: Waldweihrauch *(Olibanum sylvestre)*

Darunter versteht man im Handel ein Gemisch aus Fichten- und Kiefernharz. In Ihren heimischen Waldweihrauch können Sie zusätzlich Tannen-, Lärchen- oder Wacholderharz geben. Natürlich gereift, handverlesen und selbst gesammelt, ist er unverwechselbar würzig mit einer kräftigen Note. Sein Duft erinnert an einen Waldspaziergang.

RITUAL »HAUSSEGNUNG«

Am 6. Januar werden abschließend Haus oder Wohnung ausgeräuchert und gesegnet. Als Mischung eignen sich in diesem Fall Weihrauch und Myrrhe zu gleichen Teilen. Wenn Sie das Jahr über das Haus ausräuchern möchten, können Sie außerdem auf reinigende Kräuter zurückgreifen wie Salbei, Thymian, Lavendel und Fichtenharz.

Wenn Sie alle nötigen Utensilien vorbereitet haben, zünden Sie zuerst die drei Kerzen an, dann kann es losgehen. Gehen Sie mit der Räucherschale zuerst zur Eingangstür und von dort aus durch alle Räume. Folgen Sie dem Rauch, der nach oben steigt, vom Keller bis zum Dachgeschoss. Lassen Sie keinen Raum aus. Fächeln Sie den Rauch in alle Ecken und Winkel, auch hinter die Schränke und unter die Betten. Hören Sie auf Ihr Bauchgefühl. Ihre Intuition wird Ihnen zeigen, wo Sie intensiver und länger räuchern müssen. Räuchern Sie ausgiebig, bis Sie sehen können, dass der Rauch harmonisch fließt.

Der Segensspruch der Sternsinger soll das ganze Jahr über die Bewohner vor Unheil schützen.

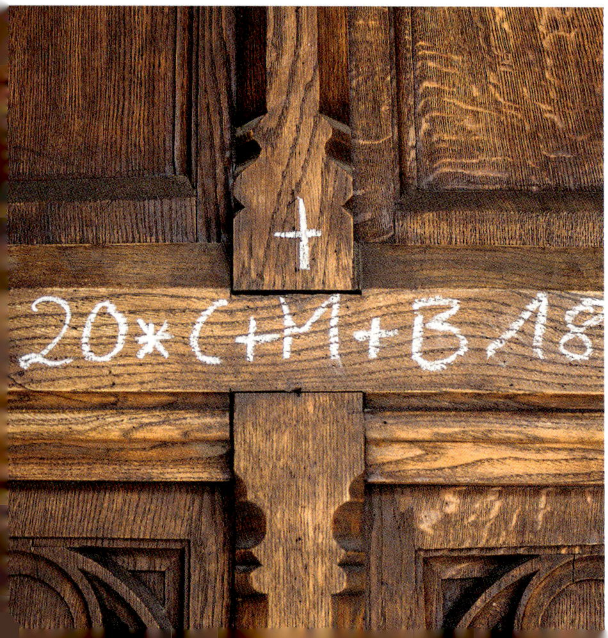

Bei dieser Haussegnung segnen Sie die Familie, sich selbst und die Wohnung. Deshalb ist sie auch sehr gut für den Neueinzug in ein Haus geeignet. Denken Sie an den Zweck dieser Räucherung. Was soll der Rauch bewirken? Ein alter überlieferter Spruch beim Ausräuchern lautet »Glück ins Haus, Unglück hinaus!«. In den ländlichen Gegenden Bayerns wird traditionell das »Vaterunser« oder der »Rosenkranz« gebetet. Natürlich können Sie eigene positive Segenswünsche formulieren, die genau auf Ihre Lebenssituation zugeschnitten sind. Vermeiden Sie aber negative Assoziationen. Zuletzt können Sie noch das Haus umrunden, den Garten oder die Garage.

Ganz nach Belieben räuchern Sie allein, ruhig und besinnlich oder gemeinsam mit der Familie. Binden Sie die Anwesenden in das Ritual ein. Wenn Sie Freunde eingeladen haben, können Sie einen Kreis um Ihren Ritualplatz bilden, Mantra-Lieder singen, trommeln und rituell tanzen. Öffnen Sie die Arme nach oben wie einen Trichter, um die göttliche Kraft zu empfangen und gleichzeitig eine Verbindung mit Mutter Erde herzustellen.

Die Haussegnung wird am Dreikönigstag noch mit dem traditionellen Segensspruch ergänzt. Sie können mit Kreide die Jahreszahl und den Spruch »Christus mansionem benedicat« (Christus segne dieses Haus) auf den Türstock schreiben, wie folgt: 20* C + M + B *22 (aktuelle Jahreszahl).

Zuletzt blasen Sie die Kerzen aus, um das Hausreinigungsritual bewusst zu beenden. Nach der Räucherzeremonie wird ordentlich gelüftet, damit alle gelösten schädlichen Energien entweichen können. Wie ein erfrischender Herbststurm hat das Raunächteritual Vergangenes bereinigt und Platz für einen positiven Neuanfang gemacht. Nun fühlen Sie sich rundum gewappnet für das neue Jahr. Das ist ein Grund zum Feiern!

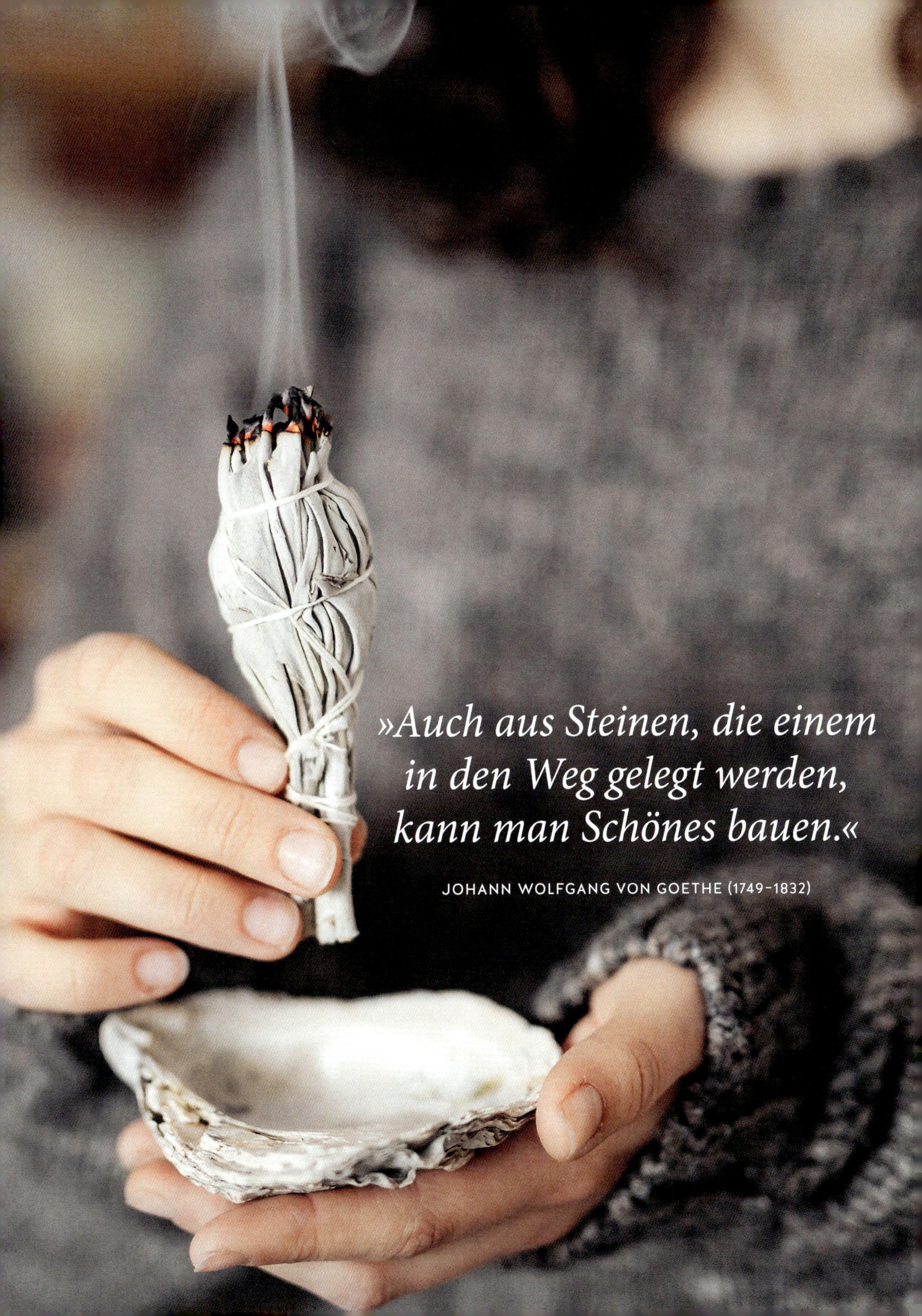

»Auch aus Steinen, die einem in den Weg gelegt werden, kann man Schönes bauen.«

JOHANN WOLFGANG VON GOETHE (1749–1832)

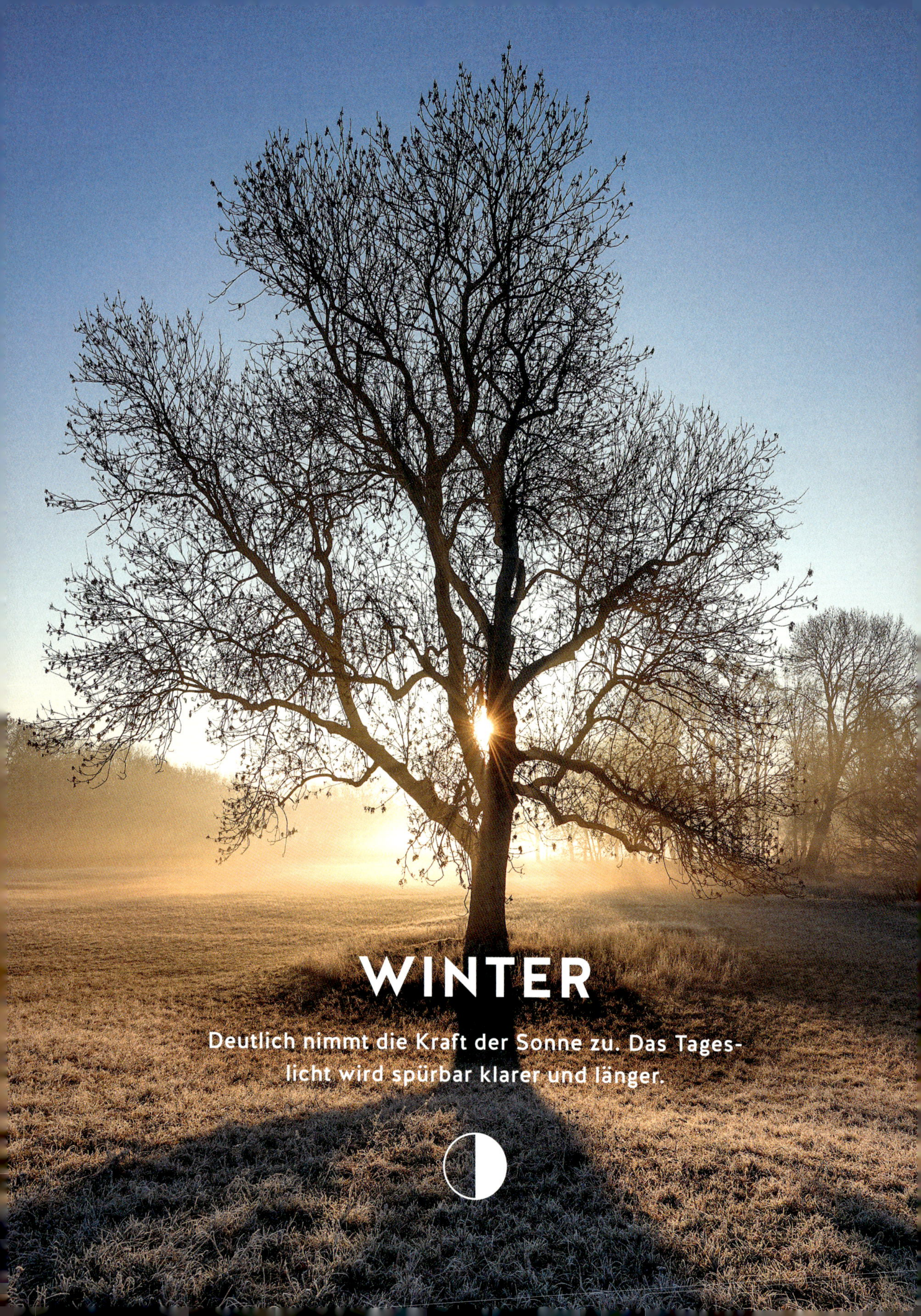

WINTER

Deutlich nimmt die Kraft der Sonne zu. Das Tageslicht wird spürbar klarer und länger.

WINTERMITTE

Der Winter ist noch nicht vorbei. Mit glitzerndem Schnee und beißendem Frost will er die Oberhand zurückgewinnen. Er überzieht Weiher und Tümpel mit einer Eisschicht und verziert die Bachufer mit transparenten Spitzenbordüren aus Eiskristallen.

DIE SCHLAFENDEN SAMEN WECKEN

Für viele Menschen bedeuten die steigenden Temperaturen Vorfreude auf den Frühling und darauf, wieder mehr Zeit in der Natur verbringen zu können. Endlich geht es wieder los. Februar leitet sich vom lateinischen Wort »februare« ab und bedeutet übersetzt »reinigen«. Das Reinigen oder auch Bereinigen prägt diesen Monat. Jetzt ist der richtige Zeitpunkt, um körperlichen und seelischen Ballast abzuwerfen, den wir seit einiger Zeit mit uns herumtragen. Danach fühlen wir uns unbeschwerter und empfänglicher für frische Impulse und künftige Herausforderungen. Der Duft reinigender Räucherkräuter trägt die schwere Winterenergie endgültig aus dem Haus und schafft Platz für einen kraftvollen Neubeginn.

Bei uns Menschen wächst das Verlangen nach Aktivität an der frischen Luft. Die auf Rückzug gepolten Kräfte der Natur kehren sich gerade um. Die Tage sind zwar seit der Winter-Sonnenwende länger geworden, aber erst jetzt ist das für uns auch spürbar. Wir genießen das helle Tageslicht bewusster. Es wirkt strahlender, heller, klarer. Und das Gefühl, dass der Frühling bevorsteht, lässt uns innerlich aufblühen.

Die Sonne spendet wesentlich mehr verlockende Wärme, was die Natur zaghaft zum Neuanfang veranlasst. »Hornung« hieß der Januar im Volksmund, denn Rehböcke werfen jetzt ihr altes Geweih ab. Und die ersten Lämmer werden geboren. An milden Februartagen hören wir in den Morgen- und Abendstunden die ersten singenden Vögel. Dann können wir den Frühling bereits riechen.

Am 1. Februar feierten die Kelten »Imbolc«. Ihrem Glauben nach kehrte die Lichtgöttin Brigid, auch Birgit oder Bride genannt, aus dem Schoß von Mutter Erde zurück. Sie weckte die schlafenden Keime und Samen unter der Erde und rüttelte an den Bäumen, um die Knospen zum Sprießen anzuregen. Als Göttin des Feuers und der Schmiedekunst entfachte sie auch das Feuer der Inspiration in den Menschen. Die Birke mit ihrer weißen Rinde ist der Baum der jungfräulichen, weißen Göttin

---

SICHELMONDFEST • ERDE

Zeitthemen:

- Abschied, Wiederkehr, Neubeginn

Heidnisch:

- Imbolc: 1. Februar oder zunehmender Februar-Halbmond

Christlich:

- Mariä Lichtmess: 2. Februar

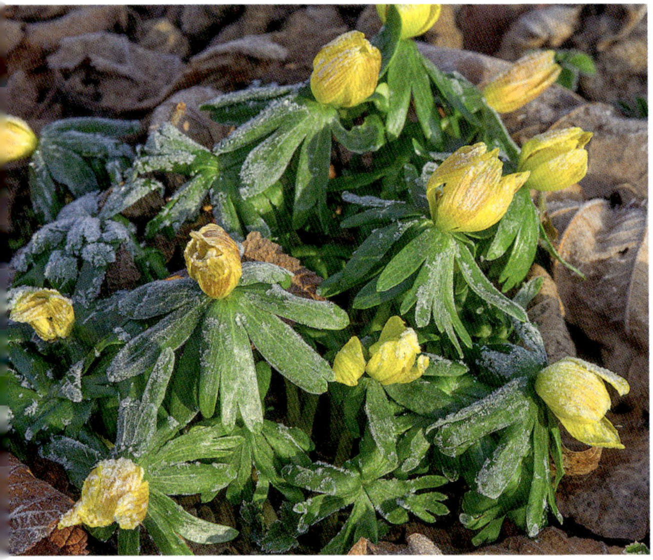

Leuchtend gelbe Winterlinge kämpfen sich voller Lebenskraft durch Schnee und Eis.

und symbolisiert die Reinigung und den Neuanfang. In Brigids Hände legte man außerdem die Heilkunst und Neugeborene. Und man weihte ihr heilkräftige Quellen. Feuer und Wasser mit ihren stark reinigenden Kräften machen den Weg frei, um Neues entstehen zu lassen.

DAS LICHTFEST

Die ersten warmen Sonnenstrahlen locken Bienen, Fledermäuse und Igel aus den Winterquartieren und Hobbygärtner ins Freie. Staudenbeete mit verwelkten und abgeknickten Stängeln haben ihre Pflicht als Winterquartier für Kleinstinsekten erfüllt. Sie fallen jetzt der Gartenschere zum Opfer und schaffen Licht für die frischen Triebe. Und auch der Obstbaumschnitt steht an.
Das frische Grün ist eine wahre Augenweide. Denn immer noch dominieren die Brauntöne der kahlen Äste und überdecken die zarten Grüntöne der Knospen. Aus der Hecke leuchten nur die gelben Blüten der Kornelkirsche an warmen Standorten. Und Weiden recken ihre dottergelben Zweige in die Höhe. Sie dürfen noch etwas wachsen und werden erst für die Osterdekoration geschnitten. Oft noch von Schnee ummantelt, zeigen sich mutig die ersten Frühlingsboten wie Schneeglöckchen, Märzenbecher oder Winterlinge. Sie geben einen Vorgeschmack auf die aufkeimende Blühfreude der Pflanzen.
Vierzig Tage nach der Geburt Jesu wird im christlichen Jahreskreis am 2. Februar seine Beschneidung und gleichzeitig rituell die Reinigung seiner Mutter Maria gefeiert, wie es in biblischen Zeiten üblich war. An die Stelle der heidnischen Lichtgöttin tritt nun die jungfräuliche Maria mit Sonnen- und Sternenkranz. Zu diesem besonderen Lichtfest gehört eine Lichterprozession. An »Mariä Lichtmess« werden beim Gottesdienst sowohl die Altarkerzen geweiht, die das ganze Jahr über in der Kirche gebraucht werden, als auch mitgebrachte Kerzen der Gläubigen und Wetterkerzen aus schwarzem Wachs. Diese Schutzkerzen kamen insbesondere bei der Landbevölkerung bei drohenden Unwettern, Krankheiten in der Familie oder bei der Geburt eines Kindes zum Einsatz. Oft versammelte sich dabei die ganze Familie zum Gebet um Schutz und göttlichen Beistand.

BAUERNREGEL ZU MARIÄ LICHTMESS

An Lichtmess fängt
der Bauersmann neu mit
des Jahres Arbeit an.

BAUERNREGEL ZU MARIÄ LICHTMESS

Lichtmess im Klee,
Ostern im Schnee.

MIT YSOP, WASSER UND REISIGBESEN

Auf den Höfen erledigte man im Winter vor allem Arbeiten, für die in den Sommermonaten keine Zeit blieb. Die kräftigen Männer waren im Wald und fällten Bäume für den Holzvorrat. Die älteren stellten Holzschuhe her, andere Alltagsgegenstände und notwendige Werkzeuge. Es war oft die Aufgabe der Großväter, aus Birkenzweigen Reisigbesen zu binden. Diese brauchte man für den Hausputz, für das Reinigen des Hofpflasters und zum Fegen der Stallungen.

Bis 1912 war der 2. Februar für Mägde und Knechte ein besonders wichtiger Feiertag, da von ihm das darauffolgende Jahr abhing. Dienstboten bekamen an Mariä Lichtmess nicht nur ihren vereinbarten Jahreslohn ausbezahlt und dazu ein paar Schürzen, Kopftücher, Stoffe oder Unterwäsche und Sonntagshemden, sondern auch die Chance auf einen Neuanfang. Es eröffneten sich zwei Optionen für die berufliche Zukunft. Entweder konnten sie ihr Arbeitsverhältnis auf dem Hof gleich verlängern oder sie waren freigestellt und konnten auf Wanderschaft gehen, um an einem anderen Ort eine neue Stelle anzutreten. Dann hatten die Dienstboten eine Woche Urlaub und einige gaben den Großteil ihres Jahresverdienstes gleich bei der Lichtmesskirchweih aus. Dazu passte die allgemeine Aufbruchstimmung und die bevorstehende Fastnacht.

Kaum steigt der Lebenssaft in die Pflanzen, beginnt die Zeit des unsinnigen Treibens mit lärmenden Fastnachtsumzügen und feuchtfröhlichen Faschingsbällen. Das ist für viele Menschen die Gelegenheit, um für einige Stunden aus dem Alltag auszubrechen und in die Rolle eines Narren zu schlüpfen. Der darf sich allerlei Unsinn erlauben, ohne dass man es ihm nachtragen kann. In eine Hexe verkleidet man sich auch heute noch gern. Ein Reisigbesen, früher wichtiger magischer Gegenstand von Heilerinnen, ist schnell zum Hexenbesen umfunktioniert. Mit Schmalzgebäck trieb man früher übrigens Hexen aus. Heute gehören die Faschingskrapfen traditionell dazu.

Platz schaffen für einen Neubeginn

Nach dem Faschingstreiben bereiten wir uns auf den Neustart vor. Zunächst ist der Frühjahrsputz im Haus angesagt. Weg mit dem winterlichen »Grauschleier«. Im Putzwasser war früher ein Zweig Ysop üblich. Er wird schon als reinigendes Kraut in der Bibel erwähnt und unterstützte somit auch symbolisch die Reinigungskraft beim Hausputz. Ein zwar praktisches, aber eher heidnisches Werkzeug war der Reisigbesen aus Birkenzweigen – ein Hinweis auf die Lichtgöttin Brigid. Nach dem Frühjahrsputz wurden Haus und Hof ausgeräuchert, um auch die letzten Winkel zu reinigen.

Danach beginnt die karge, sechswöchige Fastenzeit mit der physischen »Entrümpelung« und dem mentalen »Großreinemachen«. Nach reichlich Alkohol, Gänsebraten, Plätzchen und Lebkuchen in den Wintermonaten und fettigem Schmalzgebäck an Fasching steht das Wohlbefinden wieder im Vordergrund. Das Fasten können wir mit einem Räucherritual begleiten.

RÄUCHERPFLANZEN ZUR WINTERMITTE

Der Rauch mancher Kräuter wirkt desinfizierend, keimtötend und reinigend. Unsere Vorfahren räucherten zum Schutz der Bewohner das gesamte Haus, die Ställe und Krankenzimmer aus. Sie behandelten auch körperliche, seelische und geistige Krankheiten mit heilsamem Rauch. Die »bösen Geister« früherer Zeiten würden wir heute in vielen Fällen als Viren, Bakterien oder Keime bezeichnen.

Echter Salbei

(Salvia officinalis)

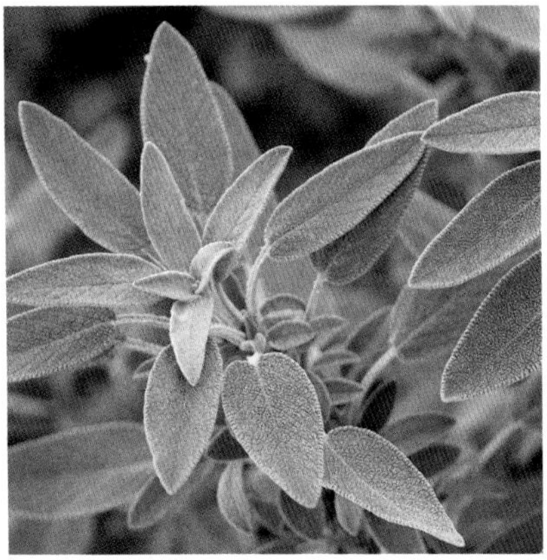

VERWENDETE PFLANZENTEILE: Blätter • ganzes Kraut
WIRKUNG: Schutz- und Reinigungspflanze mit großer Kraft • antibakteriell • entzündungshemmend • erdet • reinigt besonders wirkungsvoll die Raumatmosphäre • löst verhärtete Gefühle • stimmt positiv • befreit von Altlasten, die Körper und Seele belasten • klärt den Geist • fördert die Konzentration • stimmt auf Meditation und Rituale ein

Salbei gehört neben Beifuß und Wacholder weltweit zu den allerwichtigsten Räucherkräutern. Mit ihm kann man täglich für eine gesunde Raumluft sorgen. Insbesondere Krankenzimmer können mit seinem keimtötend und antiseptisch wirkenden Rauch desinfiziert werden. »Weißer Salbei« wurde vor allem durch indianische Schwitzhüttenrituale in Nordamerika bekannt. Er hat ebenso eine stark heilende, reinigende Wirkung

Räuchermischung zur Hausreinigung – »Frühjahrsputz«

1 Teil Thymian • 1 Teil Salbei • 1 Teil Lavendel • ½ Teil Ysop • ½ Teil Alantwurzel • 2 Teile Fichtenharz

Weitere Räucherkräuter für »Reinigung und Schutz«: Angelikawurzel, Beifuß, Eschensamen, Gundermann, Labkraut, Wacholder (Zweige und Beeren); Dammar

Thymian
(Thymus vulgaris)

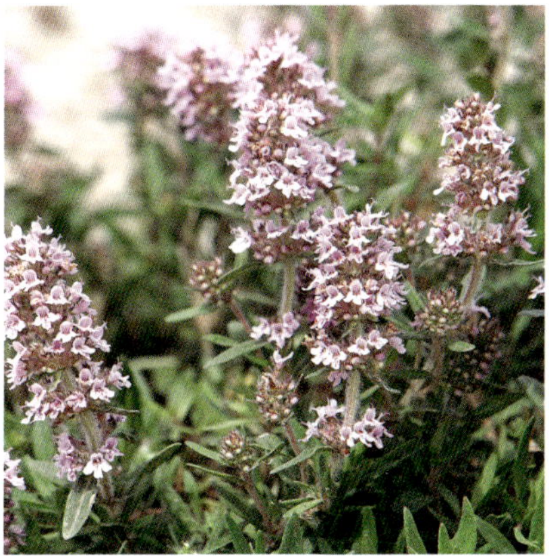

VERWENDETE PFLANZENTEILE: ganzes blühendes Kraut
WIRKUNG: reinigend • antiseptisch • zum Ausräuchern von Krankenzimmern • stärkt die Abwehrkräfte • bringt Kräfte zurück • stärkt das Selbstvertrauen und Durchhaltevermögen • für Mut und Tatkraft • beruhigend

Nach der Schulmedizin wirkt das »Antibiotikum der armen Leute« antibakteriell, antiviral, antiseptisch, schmerzstillend, entzündungshemmend, schleimlösend. Thymian ist ein wahrer Tausendsassa. Verräuchert kann er den Lebenswillen von Kranken stärken und ihre Abwehrkräfte mobilisieren. Zudem macht er Mut, um kleinere Rückschläge besser verkraften zu können. Manche Therapeuten setzen ihn bei Rückführungen ein, wo Verletzungen aus der Vergangenheit verarbeitet werden müssen. Quendel *(Thymus pulegioides)* wirkt verräuchert ebenso stark.

Ysop
(Hyssopus officinalis)

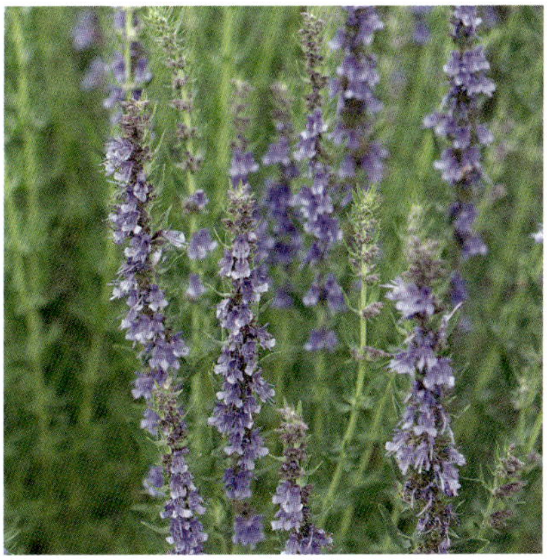

VERWENDETE PFLANZENTEILE: blühendes Kraut
WIRKUNG: nachhaltig reinigend • segnend • hohe seelische Heilqualität • lässt Schuldthemen erkennen • hilft, konstruktive Lösungswege zu finden • hilft, Verantwortung zu übernehmen • für Konzentration • für mehr Lebensfreude

Elfmal wird das »heilige Kraut« in der Bibel erwähnt. Die heilkräftige Schutz- und Reinigungspflanze gilt in Europa als Symbol für Reinheit und Unschuld. Eine Räucherung mit Ysop hat nicht nur eine stark reinigende Kraft, sondern auch eine hohe seelische Heilqualität. Sie kann alte Scham- oder Schuldgefühle lösen, die sich seit mehreren Generationen in den Köpfen von Familienangehörigen verankert haben. Außerdem stärkt sie unser Durchhaltevermögen und unsere Ausdauer in schwierigen Lebenssituationen. Wir fühlen uns danach kraftvoll und voller Vitalität.

Tipp: Mit Salbei Gerüche neutralisieren

Salbei eignet sich sehr gut zum schnellen Räuchern zwischendurch und zum Neutralisieren schlechter Gerüche. Dazu werden nur einige getrocknete Blätter in einer Schale entzündet. Mit etwas Puste bleibt die Glut angefacht. Räucherkohle ist nicht notwendig.

Saft, Rinde, Knospen und Blätter der Birke enthalten eine Vielzahl heilsamer Wirkstoffe.

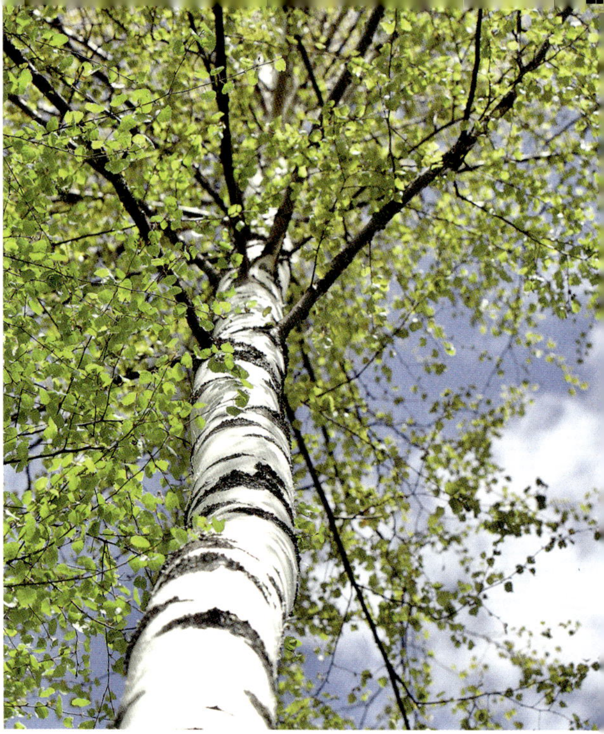

Einstimmung auf die Jahreszeit – Reinigung und Neuanfang

- *Einige Gewohnheiten haben sich festgesetzt, die mir nicht guttun. Es wird höchste Zeit, das zu ändern.*
- *Welche Angelegenheit sollte dringend von mir bereinigt werden? Was habe ich viel zu lange aufgeschoben?*
- *Ich bin voller positiver Energie. Welche Ideen wollte ich schon längst verwirklichen?*
- *In welchen Bereichen ist »frischer Wind« nötig?*
- *Wie sieht es in meiner Beziehung aus? Wem könnte ich mehr Aufmerksamkeit schenken?*
- *Was braucht in meinem Leben Platz zum Keimen, Werden und Gedeihen?*
- *Wo sollte ich mehr wagen? Könnte ein Umzug oder Arbeitsplatzwechsel eine neue Chance sein?*

RITUALPLATZ »TERRASSE, BALKON ODER WOHNUNG«

Sammeln Sie ein paar Tage vor dem Ritual bei einem Waldspaziergang einige Naturmaterialien. Frisches Moos ist leicht zu finden. Dann halten Sie Ausschau nach Birken. Oft gibt es einen Platz mit gestapeltem Brennholz in der Nähe oder Baumstümpfe. Dort lässt sich leicht etwas dünne Birkenrinde abziehen. Schneiden Sie auch einige Birkenzweige für die Vase ab. Wenn Sie schon mal im Wald sind, können Sie auch etwas reifes Fichtenharz ernten. Auch das brauchen Sie später.

BAUERNREGEL IM FEBRUAR

Wenn's der Hornung gnädig macht, bringt der Lenz den Frost bei Nacht.

Mit diesen Naturschätzen schmücken Sie Ihren Kult-Platz für das Imbolc-Ritual. Es liegt an Ihnen, ob Sie das Ritual lieber auf der Terrasse, auf dem Balkon oder in der Wohnung durchführen möchten. Wenn Sie viel aufzuarbeiten haben, müssen Sie mit einer größeren Rauchentwicklung rechnen, da mehr Birkenrinde verbrannt wird.

Holen Sie noch ein paar frische Frühlingsblumen vom Gärtner. Vor allem Schneeglöckchen gelten als Mariä-Lichtmess-Glöckchen. Die Birke steht als Symbol für den Neuanfang und sollte besonders in Szene gesetzt werden. Wer aus allergischen Gründen auf Birke verzichten muss, kann ihre pergamentdünne Rinde durch getrocknete Salbeiblätter oder dünnes Papier ersetzen und ein Bild von einer Birke aufstellen. Postkarten mit Naturbildern oder Fotos von Spaziergängen mit der Familie oder Freunden passen sehr gut zu diesem Ritual. Ein ganz besonderes Detail wäre ein Bergkristall. Er veranschaulicht das schmelzende Eis des scheidenden Winters. Diese Anregungen können Sie natürlich abwandeln. Gestalten Sie den kleinen »Räucheraltar« ganz nach Ihren individuellen Wünschen. Er soll Sie inspirieren und später in die Stimmung der Jahreszeit hineingleiten lassen.

Sie brauchen eine weiße Kerze, Streichhölzer, Räucherkohle, einen kleinen Löffel und einen Filzstift mit dünner Mine. Füllen Sie eine weite Räucherschale mit Sand und bereiten Sie die passenden Kräuter und Harze vor. Für das mentale »Großreinemachen« wählen Sie zuerst mehrere oder zumindest eines der reinigenden Kräuter von Seite 50/51 und dazu etwas Fichtenharz. Diese helfen beim Verabschieden alter Energien und mobilisieren Ihre Selbstheilungskräfte.

Für den zweiten Teil des Rituals leiten kraftvolle Kräuter den Neuanfang ein. Holundermark oder -blüten, Mädesüß und Meisterwurz eignen sich dafür sehr gut. Brechen Sie auch einige Birkenknospen von den Zweigen. Sie können ruhig frisch sein. Bernstein würde die Räucherung perfekt ergänzen, aber auch Fichtenharz ist hilfreich.

BAUERNREGEL ZU MARIÄ LICHTMESS

Lichtmess – halbes Futter gefress'.
(= die Wintervorräte sind zur Hälfte verbraucht)

RITUAL ZUR WINTERMITTE »KRAFTVOLLER NEUBEGINN«

Kippen Sie ein Fenster im Raum, wenn Sie das Ritual in der Wohnung durchführen. Oder kuscheln Sie sich in eine warme Decke auf dem Balkon. Beginnen Sie mit dem Entzünden der Kerze und der Räucherkohle. Legen Sie zunächst eine Dreifingerprise reinigende Kräuter und etwas Fichtenharz

Schneeglöckchen läuten zaghaft das keimende Leben in der Natur ein.

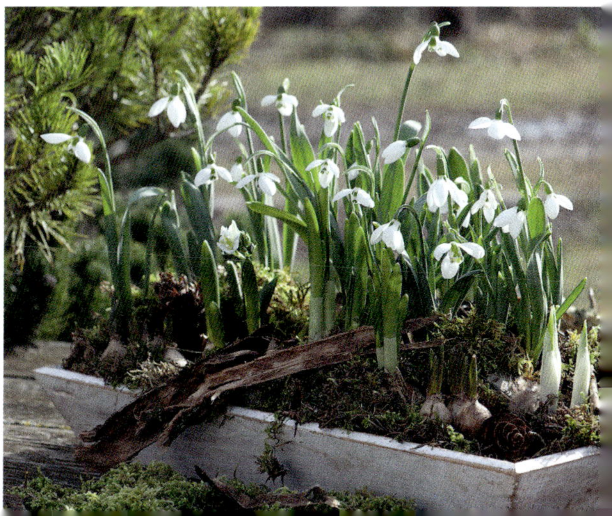

BAUERNREGEL IM FEBRUAR

Alle Monate im Jahr verwünschen einen schönen Februar.

auf die glühende Kohle. Stellen Sie die rauchende Schale auf dem Boden ab. Halten Sie abwechselnd Ihre Füße kurz über den Rauch und lassen Sie ihn an Ihrem Körper hochsteigen. Sie baden sozusagen in Rauch und bereiten sich mit dieser Reinigung mental auf das Ritual vor. Dann stellen Sie die Räucherschale am vorgesehenen Platz ab und legen nach Bedarf immer wieder frisches Räucherwerk auf. Wenn es Sie zu stark ablenkt, legen Sie die Kräuter dicht neben die Kohle, dann verglimmen sie langsamer.
Denken Sie über die Impulse zur Einstimmung nach. Was möchten Sie bereinigen, hinter sich lassen? Worüber haben Sie sich geärgert? In welchen Bereichen ist Veränderung nötig? Stichpunkte zu diesen Aspekten schreiben Sie jeweils auf ein kleines Stück pergamentdünne Birkenrinde. Sicher kommen Ihnen weitere Anliegen in den Sinn. Nehmen Sie sich so viel Zeit dafür, wie Sie brauchen. Erst wenn Sie das Gefühl haben, dass Sie alles aufgedeckt haben, kommt der nächste Schritt.
Nehmen Sie der Reihe nach die kleinen, hauchdünnen beschrifteten Rindenstücke zur Hand. Lesen Sie das Wort laut vor. Dann reißen Sie die Rinde bewusst in winzige Stücke und übergeben sie mit reinigendem Räucherwerk der glühenden Kohle. Es ist sehr befreiend, negative Aspekte für immer rituell dem Feuer zu übergeben und sie so symbolisch loszuwerden. Es hat eine starke, nachhaltige Wirkung. Altlasten und alte Energien haben Sie mit der verbrannten Rinde verabschiedet. Entfernen Sie restliches Räucherwerk von der Kohle. Öffnen Sie das Fenster ganz weit, um Verbrauchtes mit dem Rauch entweichen zu lassen.
Dann gehen Sie wieder in sich. Vertrauen Sie Ihrer Intuition. Wo brauchen Sie einen Neuanfang? Was möchten Sie künftig ändern? Nehmen Sie Räucherwerk für einen kraftvollen Neubeginn zur Einstimmung. Legen Sie sich auf den wichtigsten positiven Aspekt fest und kritzeln Sie das Wort, das Ihren Neubeginn symbolisiert, als Ziel auf ein Birkenrindenstück. Prägen Sie sich dieses Bild ein. Dann legen Sie es feierlich auf die glühende Kohle. Schicken Sie Ihre Botschaft mit der kräuselnden Rauchsäule nach oben und heißen Sie den neuen Impuls in Ihrem Leben dankbar willkommen.
Streuen Sie noch ein paar Birkenknospen darüber und etwas Bernstein oder Fichtenharz. Räucherreste streichen Sie zuletzt vorsichtig mit dem Löffel von der Kohle. Blasen Sie zum Abschluss des Rituals die Kerze aus und lüften Sie kräftig durch.

Eine Räucherung unterstützt auch Reinigungsprozesse effektiv. Sie bringt das Eis des Winters zum Schmelzen.

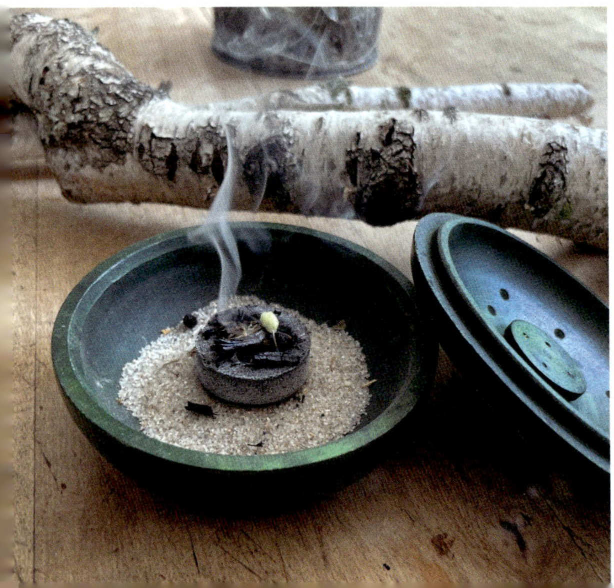

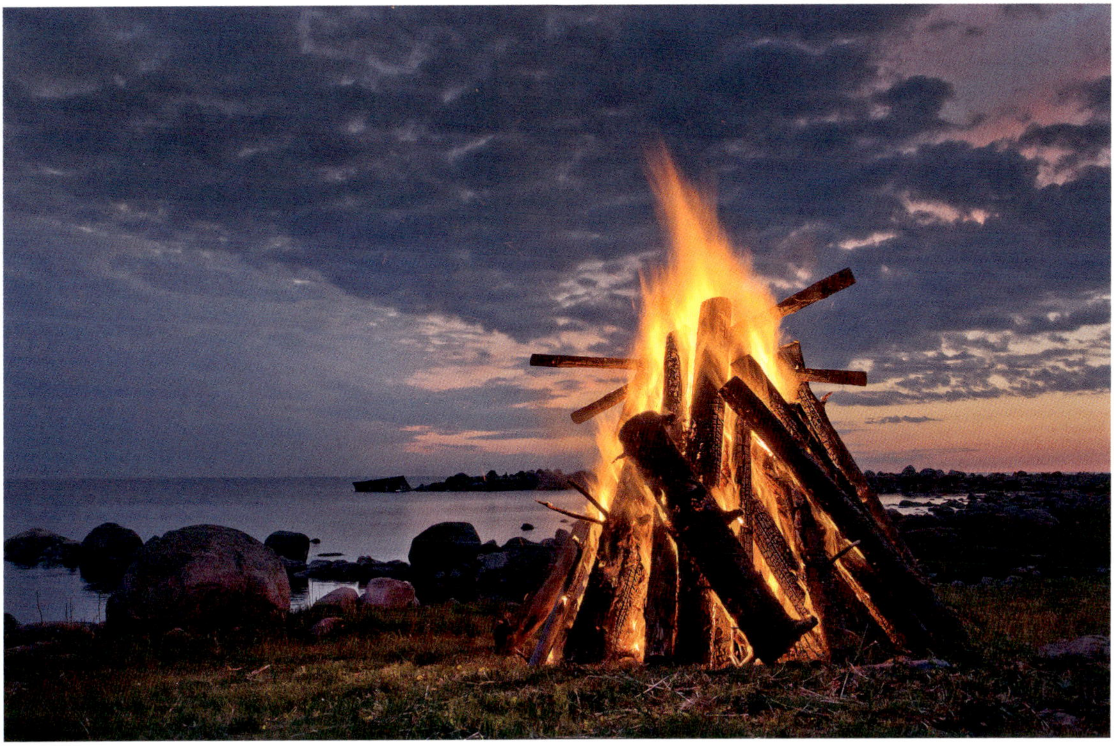

Die Urkraft des Feuers kann Dinge verwandeln und transformieren. Aus diesem Grund wurden und werden in vielen Kulturen weltweit rituelle Feuer abgehalten.

NEUNERLEI HOLZ

Feuerrituale haben ihre Wurzeln vermutlich in der frühen indogermanischen Zeit. In unserer Region haben es vor allem die Notfeuer auf dem Land zu einem gewissen Bekanntheitsgrad gebracht. Die magische Zahl Neun spielte dabei eine große Rolle. War ein Dorf von einer Viehseuche oder hartnäckigen Krankheit betroffen, sammelten die Dorfbewohner neun unterschiedliche Holzarten. Eine Hälfte davon bestand aus Laubholz, die andere aus Nadelholz. Es musste Holz von einem Obstbaum und ein mit Dornen oder Stacheln besetzter Ast von Weißdorn, Sanddorn, Schlehe oder Rose dabei sein. Im Morgengrauen wurde dann das große Neunerlei-Holz-Feuer entfacht. War es heruntergebrannt, trieb man zur Reinigung das Vieh durch die Glut. Manchmal liefen auch die Menschen hindurch. Mit der Glut des Notfeuers entzündeten die Dorfbewohner ihre Herdfeuer neu. Es ist schon erstaunlich, dass der uralte Feuerlauf, also das Barfußlaufen über glühende Kohlen, weltweit als kraftvolles heilendes Ritual anzutreffen ist. Für Ihr individuelles Ritualfeuer lohnt es sich, die unterschiedlichen Kräfte der Bäume auszuschöpfen. Sammeln Sie rechtzeitig neun Hölzer, damit sie gut durchtrocknen können. Es reicht, wenn die Aststücke so lang sind wie Ihr Unterarm und etwa drei Daumen dick.

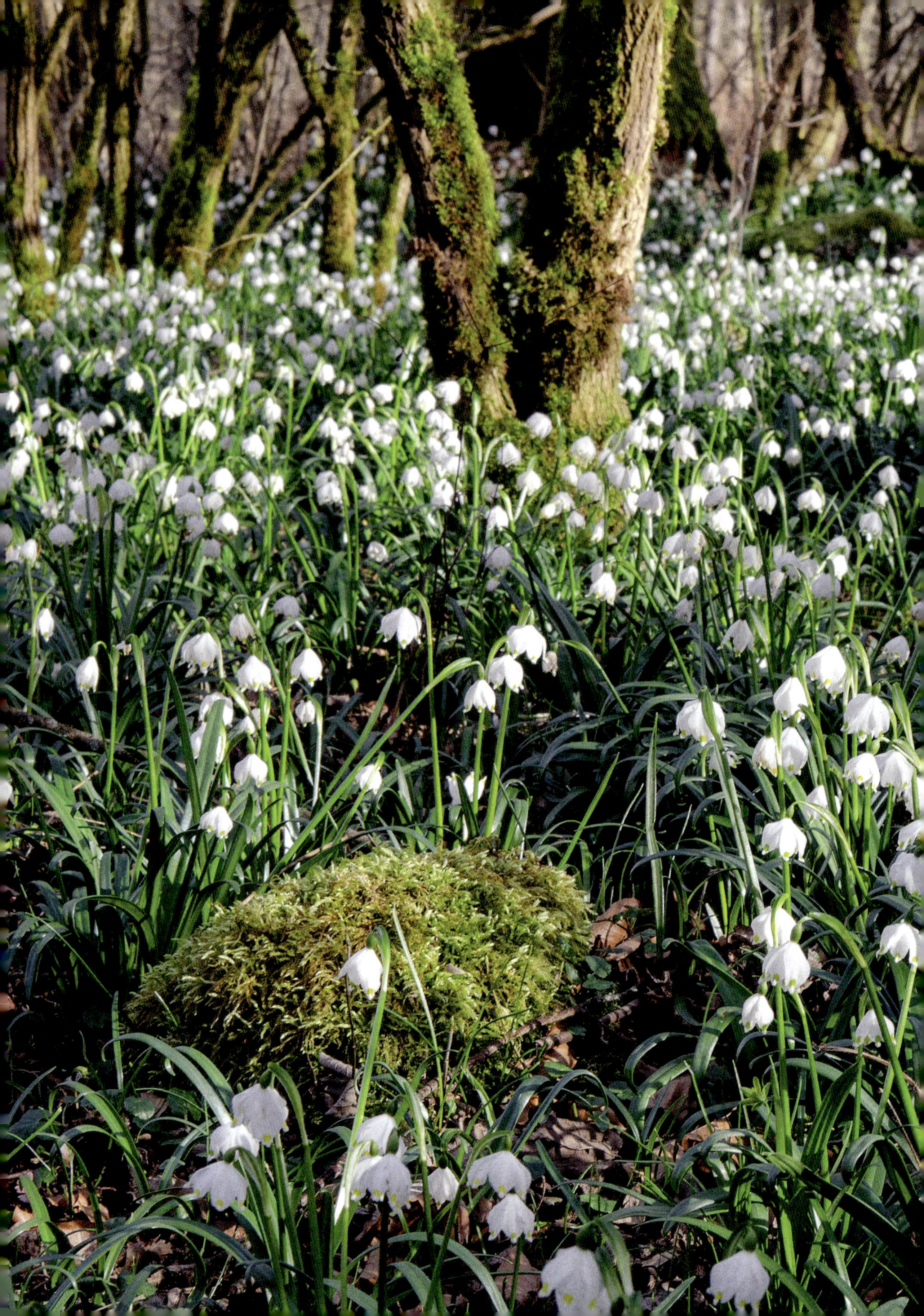

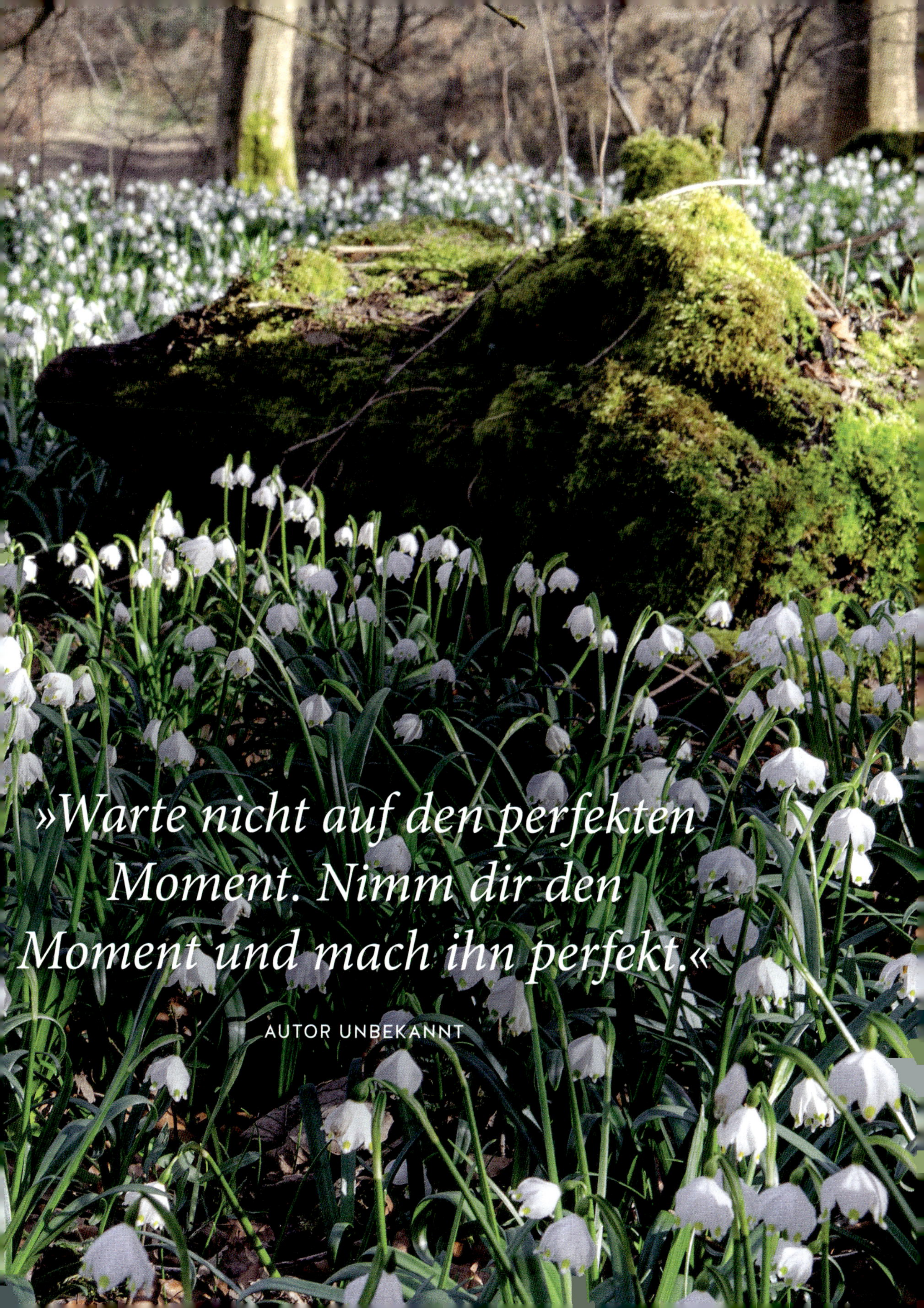

»Warte nicht auf den perfekten Moment. Nimm dir den Moment und mach ihn perfekt.«

AUTOR UNBEKANNT

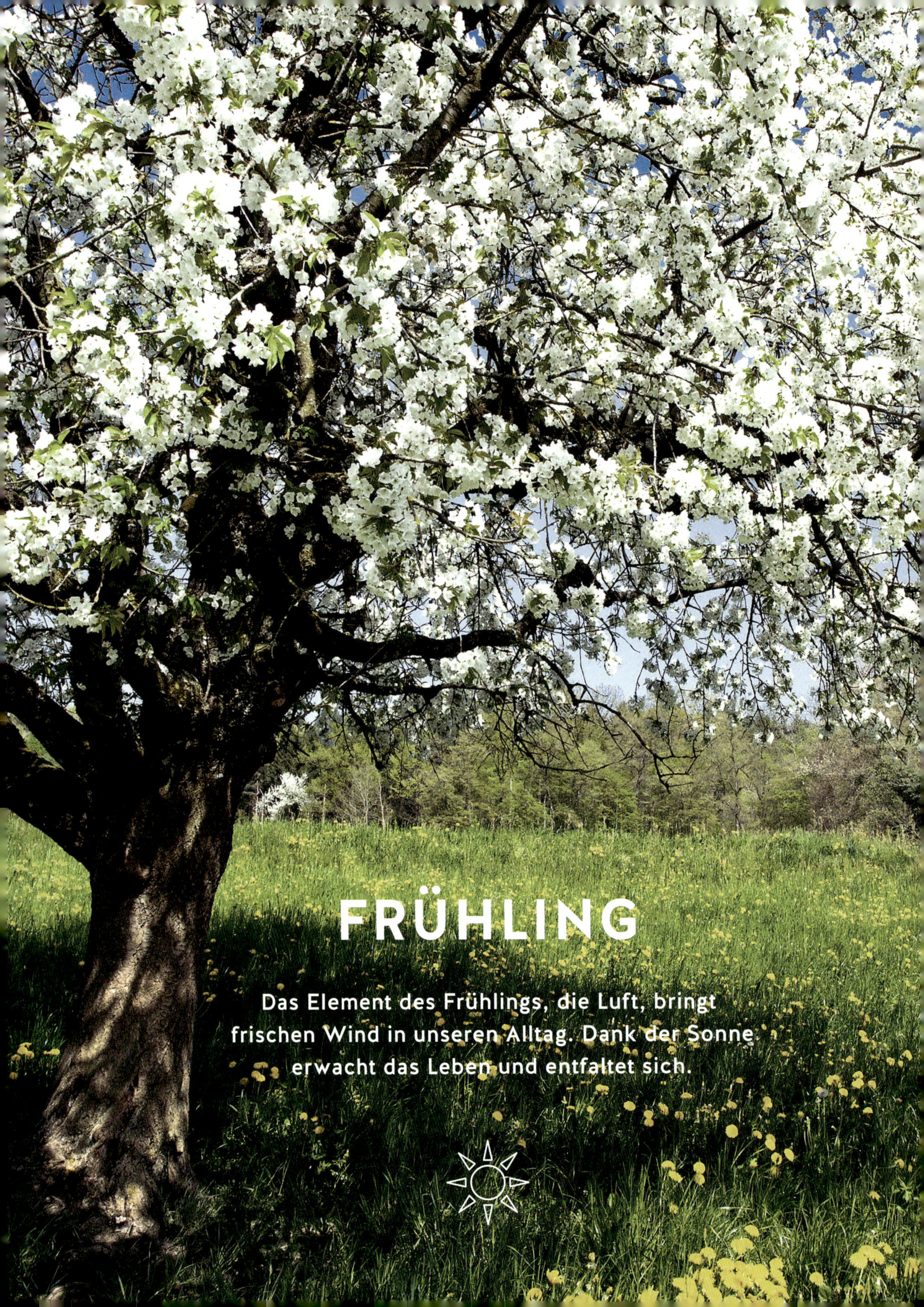

FRÜHLING

Das Element des Frühlings, die Luft, bringt frischen Wind in unseren Alltag. Dank der Sonne erwacht das Leben und entfaltet sich.

FRÜHLINGS-TAGUNDNACHTGLEICHE

Die Natur ist für den Neubeginn gewappnet. Leuchtend gelbe Blütenteppiche mit Winterlingen, Huflattich, Schlüsselblumen überziehen die Wegränder. Die Pflanzen nutzen die wärmende Kraft der Sonne, bevor das Blätterdach zu viel Schatten wirft.

NEUER SCHWUNG MIT GRÜNER PFLANZENKRAFT

Im Jahreskreis ist jetzt der richtige Zeitpunkt dafür, sich auf das rechte Maß zu besinnen. Wir wissen, Harmonie kehrt nur bei Ausgewogenheit ein. Alles, was um uns herum existiert, muss im richtigen Verhältnis zueinander stehen. Neben Licht gibt es Schatten, nach dem Wachsen kommt das Sterben, auf den heißen Sommer folgen die kalten Wintermonate. In Balance zu leben gibt uns ein sicheres Gefühl. Wir müssen darauf achten, dass unser Körper mit Geist und Seele im Gleichgewicht ist. Wer den Winter nutzen konnte, um zur Ruhe zu kommen, Innenschau zu halten, Lebensenergie zu tanken, der kann in den Sommermonaten von diesem Kraftpaket zehren.

Wir haben die letzten Wochen genutzt, um unseren Körper von Giftstoffen zu reinigen. Nun neigt sich die Fastenzeit dem Ende zu. Auf das Fasten folgt das Genießen. Die Natur hat den Tisch reich gedeckt mit »Grünkraft«, wie es die heilkundige Hildegard von Bingen bezeichnete. Endlich kann man die ersten zarten Wildkräuter ernten, den »First Flush«. Noch schmecken die Kräuter mild. Erst in den kommenden Wochen reichern sich Bitterstoffe in den größeren Blättern an. Wir stillen unseren Heißhunger auf frisches Grün, ernten Knospen, Blüten und Blätter für Salate, mixen grüne Smoothies und bereiten leckere Wildkräutergerichte zu. Bärlauch-Pesto steht wieder auf dem Speiseplan, Brennnesseln und andere grüne Wilde, die obendrein blutreinigend und entschlackend wirken. Auch Pflanzensäfte von Birke, Ahorn oder Weinrebe können wieder gezapft werden.

Wie haben wir den Gesang der Vögel in den Wintermonaten vermisst! Im Geäst der Bäume tut sich wieder etwas. Aufgeregt zwitschern die Singvögel durcheinander. Die Männchen werben um die

---

SONNENFEST • OSTEN • LUFT

Meteorologisch:

- Frühlings-Tagundnachtgleiche: 21. März

Germanisch:

- Ostara (Sonnenfest): 20.–23. März

Christlich:

- Ostern: Sonntag nach dem 1. Vollmond nach der Frühlings-Tagundnachtgleiche

---

Gunst der Weibchen und machen sich auf die Suche nach den besten Nistplätzen. Bienen laben sich am Nektar der Kätzchen von Hasel und Weide. Und manchmal besucht ein Frosch für ein paar Tage den Gartenteich.

GLÜCKSSYMBOLE UND ÖSTERLICHES BRAUCHTUM

Glaubt man den Brauchtumsforschern, verehrten die Germanen Ostara als Göttin der Fruchtbarkeit und des Frühlings. In ihrer Vorstellung durchstreifte sie zur Frühlings-Tagundnachtgleiche die Natur und fing die Kraft der warmen Sonnenstrahlen für Menschen, Tiere und Pflanzen ein. Die noch jungen Pflanzen müssen Kälteeinbrüchen, Frühlingsstürmen und manchmal großer Hitze in den Mittagsstunden trotzen, aber mutig wachsen sie der Sonne entgegen. Ostara wird meistens mit ihren zwei heiligen Tieren dargestellt, dem Hasen, der Fruchtbarkeit symbolisiert, und dem Marienkäfer. Beide standen außerdem für Glück. Zwei Glückssymbole, die uns sehr vertraut sind.

Die Frühlingsgöttin Ostara schickt die Kraft der Sonne zu uns auf die Erde.

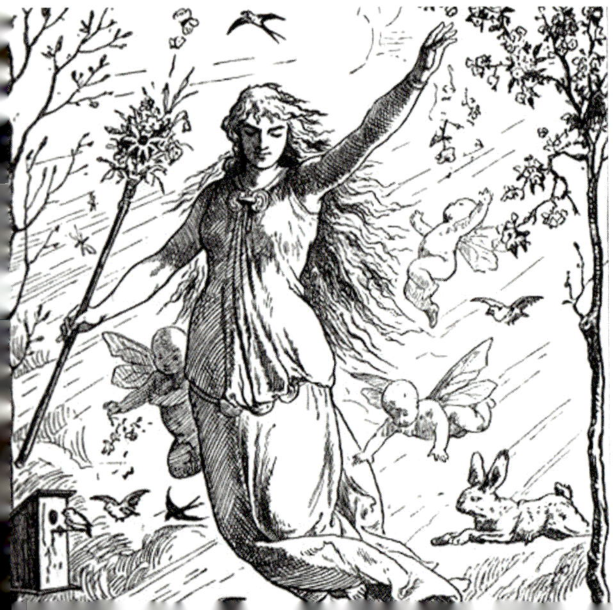

BAUERNREGEL IM MÄRZ

Fürchte nicht den Schnee im März, darunter schlägt ein warmes Herz.

Heute ist Ostern das höchste Fest der Christen. In Süddeutschland haben sich viele österliche Bräuche erhalten. Mit der Natur ist auch unsere Kreativität erwacht. Schon vor Ostern gibt es einiges zu tun. Aus frischen Weidenruten lassen sich Körbe, Rankgerüste und Kränze flechten. Wir bemalen Ostereier und schmücken unsere Wohnung. An das keltisch-germanische Radkreuz erinnert der Kranz aus sieben wintergrünen Zweigen und Holunder, der im Allgäu mancherorts zu Ostern gewunden wird. Dieser wird auf einen stabilen, geraden Stock vom Haselnussstrauch gesteckt und in die Erde gerammt. Er begrüßt Besucher beim Gartentor, soll symbolisch die Fruchtbarkeit fördern und die Bewohner vor Krankheiten und allerlei bösen Mächten schützen. Andere basteln als Dekoration für den Eingangsbereich einen Frühlingsherold, ein Stabgebinde aus Zweigen, auf dem ein reich verziertes Ei steckt. Erstkommunionkinder binden große Palmbüschel aus Weidenkätzchen und Buchs, stecken sie ebenfalls auf Haselnussstecken und verzieren sie mit bunten Bändern. Am Palmsonntag werden sie geweiht und vor den Hauseingang gestellt. Am Gründonnerstag gibt es traditionell die »Grüne Neune«, eine Suppe aus neun frischen Kräutern, die mit ihren Vitaminen und Vitalstoffen unseren Körper wieder in Schwung bringen, wie Bärlauch, Giersch,

Brennnessel, Löwenzahn, Gänseblümchen, Sauerampfer, Borretsch, Brunnenkresse, Gundermann, Vogelmiere, Spitzwegerich, Gänsefingerkraut.
Am Karfreitag ist strenger Fasttag mit einmaliger Sättigung. Es werden der Kreuzweg gebetet und Haus und Hof ausgeräuchert. Bis zur Auferstehungsfeier in der Kirche schweigen die Glocken. Die sogenannten »Ratschboum« stehen vor dem Haupteingang der Kirche und ersetzen das Glockengeläut mit lauten Holzrasseln und Ratschen.
Die kirchlichen Rtuale zur Osterzeit erinnern mit ihrer Symbolkraft an die Magie der ursprünglichen Bräuche unserer Vorfahren. Insbesondere die Weihe und Verehrung von Speisen, Feuer und Wasser. Beim Gottesdienst in der Osternacht wird vor der Kirche ein Osterfeuer entfacht. Mit diesem Feuer entzündet der Priester zunächst die Osterkerze, an der alle Gläubigen ihre kleineren Osterkerzen anzünden, bis die Kirche schließlich hell im Kerzenlicht erstrahlt. Das Osterlicht nehmen die meisten mit nach Hause. Dann wird Wasser zu Weihwasser geweiht. Anschließend folgt die Speisenweihe. Die meisten bringen etwas Räucherschinken, Brot, Salz und Eier in Körben mit zur Kirche. Wasser als Lebensquell wird in Bayern an Ostern besonders verehrt. Alljährlich schmücken viele Hände liebevoll die Osterbrunnen zur Freude der zahlreichen Besucher.

BAUERNREGEL IM APRIL

Kommt Sankt Georg auf einem Schimmel, kommt ein gutes Frühjahr vom Himmel.

RÄUCHERN IM HOMEOFFICE

Freizeit und Berufsalltag sollten ausgewogen sein, damit wir Freude am Leben haben. Mit den zunehmend wärmeren Temperaturen wächst unsere Lust auf Unternehmungen im Freien. Da fällt es Schülern oft schwer, sich auf den Unterricht zu konzentrieren und die schulischen Anforderungen zu bewältigen. Im Büro geht es uns nicht anders. Homeoffice bestimmt ab sofort für viele Arbeitnehmer den modernen Tagesablauf. Homeschooling, Homelearning, ohne Kontakt zu anderen Mitschülern, zu Lehrkräften und Dozenten machen den Weg frei für eine Zukunft, in der Kontakte vorwiegend digital stattfinden. Lernen und Arbeiten auf Distanz wird wohl zur Normalität werden. Wir stellen uns den neuen Ansprüchen im Berufsalltag. Das hört sich erst mal gut an: zu Hause arbeiten. Und es hat sicher viele Vorteile. Was allerdings verloren geht, sind die persönlichen, sozialen Kontakte, der Austausch mit den Kollegen oder der kurze Small Talk in der Kaffeeküche. Wer vorher in einem Großraumbüro gearbeitet hat, musste erst lernen, mit der Stille umzugehen. Es fehlen die spontanen Impulse von Mitarbeitern, zufällige Bemerkungen im Gespräch, die zu Neuem inspirieren, das Teamwork.
Die zunehmende Digitalisierung, das ständige Sitzen und das Auf-den-PC-Starren macht nicht nur die Augen müde. Am Nachmittag haben wir oft einen Durchhänger. Ein Kaffee und kräftiges Durchlüften helfen. Aber es gibt eine weitere Möglichkeit. Spezielle Kräuter auf dem Räuchersieb regen unsere Konzentration an. Sie bringen die geistige Frische zurück. Wir haben weiterhin Spaß an der Arbeit und können uns wieder auf sie fokussieren. Und zu Hause kann sich wirklich jeder ein Räucherstövchen ins Arbeitszimmer stellen. Das sollten wir nutzen.

RÄUCHERPFLANZEN FÜR DIE FRÜHLINGS-TAGUNDNACHTGLEICHE

Wenn draußen vor dem Fenster die Sonnenstrahlen ins Freie locken, werden unsere Gedanken leicht in andere Bahnen gelenkt. Insbesondere nach dem Wochenende oder nach einem längeren Urlaub mangelt es uns oft an Durchhaltevermögen. Da ist mehr Konzentration gefragt. Gut, dass auch für Konzentrationsmangel ein Kraut gewachsen ist. Nicht nur eines, sogar mehrere.

Pfefferminze

(Mentha x piperita)

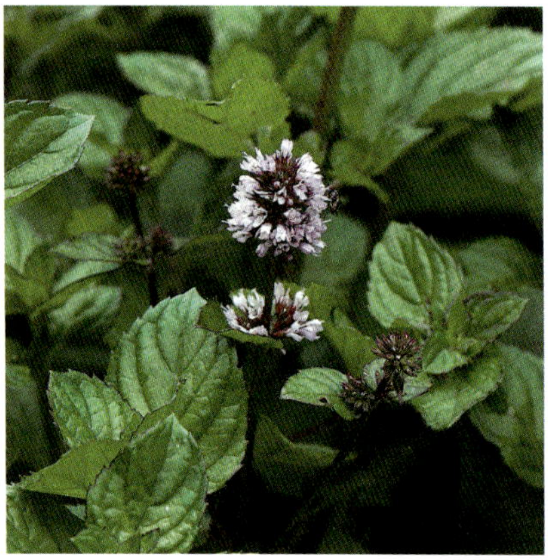

VERWENDETE PFLANZENTEILE: Blätter • Kraut

WIRKUNG: belebend • erfrischend • reinigend • schützend • bringt Energie für Körper und Geist • klärt die Gedanken • stärkt die Konzentration • öffnet den Geist • für Visionen und Orakel

Eine Räucherung mit Minze unterstützt uns dabei, im Jetzt zu leben. Sie ergänzt oft Schutzräucherungen. Das kühle Aroma der Pfefferminze macht schnell hellwach und lässt uns fokussiert an einem Thema weiterarbeiten, auf das wir uns konzentrieren müssen. Bei längeren Workshops und Sitzungen wäre die munter machende Konzentrationshilfe die richtige Wahl. Im antiken Griechenland wurde Minze auch bei Ohnmachtsanfällen und Gedächtnisschwäche verräuchert.

Räuchermischung für Konzentration – »Homeoffice«

1 Teil Pfefferminze • 1 Teil Birke • 1 Teil Eisenkraut • ½ Teil Kalmuswurzel • 1 Teil Dammarharz

Weitere Räucherkräuter für Konzentration: Birke, Eisenkraut, Quittensamen, Iriswurzel, Veilchen, Lärche, Galgant, Goldrute, Königskerze, Meisterwurz, Muskatnuss, Kardamom; Copal, Dammar, Myrrhe, Lärchenharz

Zitronenmelisse
(Melissa officinalis)

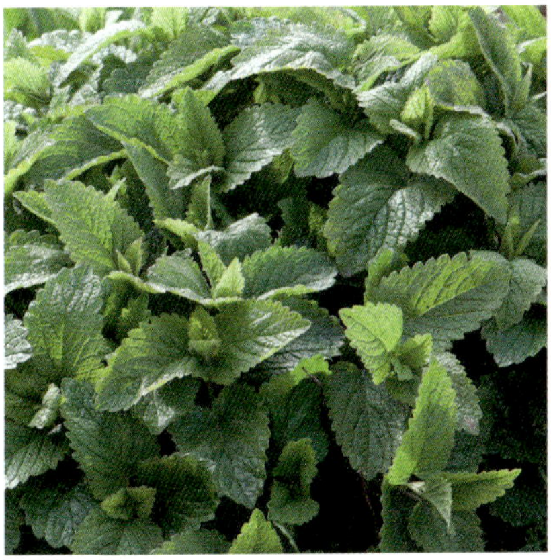

VERWENDETE PFLANZENTEILE: Blätter • Kraut

WIRKUNG: wirkt geistig erfrischend • stärkt das Erinnerungsvermögen • bei Nervosität und Stress • bei Melancholie • für Meditation • entspannend • herzstärkend

Eine Melissenräucherung bringt uns Gelassenheit zurück, wenn die Nerven gespannt sind wie Drahtseile. Manche Herausforderungen des Alltags, schwierige Perspektiven im Berufsleben oder Probleme in der Schule bringen uns an unsere Grenzen. Melisse kann dabei helfen, die Herzbeklemmungen zu lösen, die oft damit einhergehen. Sie macht allgemein die Stimmung zuversichtlicher. Dann ist der Kopf wieder frei und offen für weiteren »Input«.

Kalmus
(Acorus calamus)

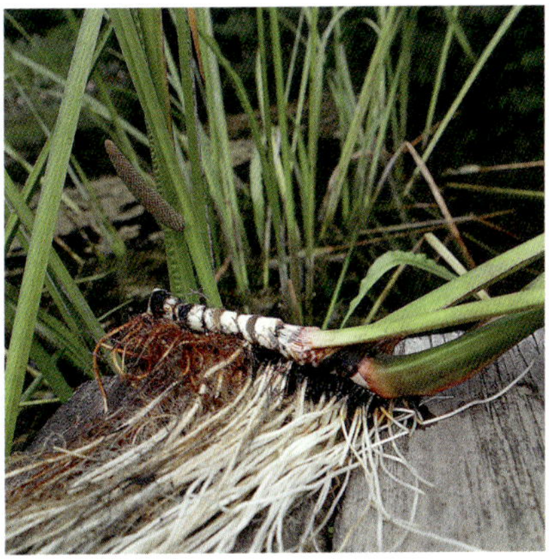

VERWENDETE PFLANZENTEILE: Rhizom

WIRKUNG: reinigend • konzentrationsfördernd • stärkt die Gedächtnisleistung • verjüngt den Geist • geistig aufhellend • kräftigt das Nervensystem • wirkt ausgleichend • vitalisierend für Körper und Geist • bei Kopfschmerzen

Kalmus kann auch im Gartenteich eingebürgert werden. Die Wurzel wird im indischen Ayurveda, in der tibetischen Medizin, aber auch bei indianischen Ritualen in den Schwitzhütten verräuchert. Sein herb-aromatischer Duft galt in der Antike als Symbol für männliche Vitalität und weltlichen Erfolg. Auch bei den Ägyptern war das »Süßrohr« ein beliebtes Räuchermittel. Wenn wir uns ausgelaugt und erschöpft fühlen, baut uns eine Kalmusräucherung wieder auf.

Tipp: Galgant *(Alpinia galanga)* für die Räucherschale

Im Ayurveda werden die Wurzeln dieses Ingwergewächses zur geistigen Klärung eingesetzt. Bei uns ist es als vielseitiges »Hildegard-Gewürz« bekannt. Als Räucherpflanze wirkt Galgant konzentrationsfördernd, klärt den Geist und stärkt die Sicht auf das Wesentliche. Die gemahlenen Wurzeln duften auf dem Räuchersieb leicht würzig und erfrischend.

Einstimmung auf die Jahreszeit – In Balance bringen

- *Ist in meinem Leben etwas aus der Balance geraten? Wie gelingt es mir, eine Brücke zwischen Herz und Verstand zu schlagen?*
- *Wie kann ich die Kreativität bei meiner Arbeit am besten entfalten? Was beginnt in mir zu wachsen und möchte sich entfalten?*
- *Gehe ich achtsam mit dem Lebensquell Wasser und anderen Ressourcen um? Wo handle ich zu verschwenderisch? Was werde ich künftig sparsamer verwenden?*
- *Welche Vorhaben brauchen meine ganze Konzentration, um Früchte tragen zu können?*
- *Ich muss nicht alles allein bewältigen. Wo wünsche ich mir Unterstützung für meine Pläne? Und wer könnte dabei am besten helfen?*
- *Ich setze mein ganz persönliches Jahresrad wieder in Schwung und wage einen Neubeginn!*

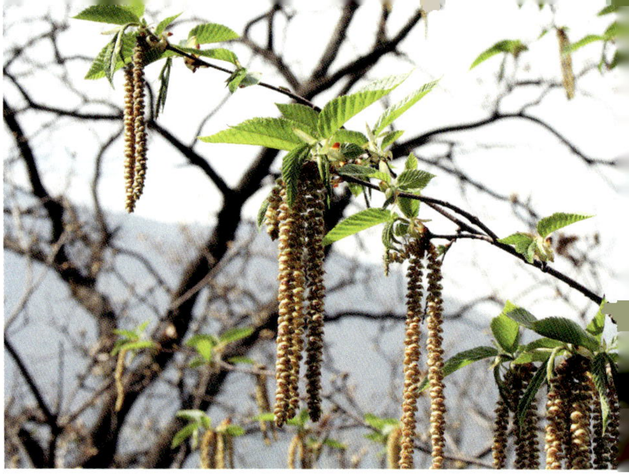

Die neue Wachstumsphase in der Natur beginnt mit den Kätzchen von Weide und Hasel.

RITUALPLATZ »ARBEITSZIMMER, BÜRO«

Die Räuchermischung »Konzentration« können Sie immer dann auf das Räuchersieb im Arbeitszimmer auflegen, wenn Ihr Kopf raucht und Sie frischen Schwung für Ihren Arbeitsfluss brauchen. In manchen Situationen oder gerade zur Frühlings-Tagundnachtgleiche unterstützt ein Ritual die Freude an der Arbeit. Ein Stövchen zum schnellen Räuchern zwischendurch findet einsatzbereit auf fast jedem Schreibtisch Platz.

Bereiten Sie die Grundausstattung für das Ritual vor: eine Kerze, eine feuerfeste Schale mit etwas Sand, Streichhölzer, Räucherkohle, eine Feder (oder als Ersatz einen Salbei- oder Buchsbüschel) und die passende Räuchermischung bzw. eine kleine Auswahl an Räucherkräutern für die Frühlings-Tagundnachtgleiche. Heute brauchen Sie noch einen Mörser, einen Dessertteller, ein kleines Schälchen mit Meer- oder Steinsalz, einen Krug mit frischem Wasser und ein leeres Glas. Jetzt fehlt noch ein hart gekochtes Ei, das auch gefärbt und geweiht sein kann, und ein Stift, der sich zum Beschriften der Eierschale eignet.

Wie Sie den Ritualplatz schmücken, bleibt Ihrem Geschmack überlassen. Er kann gern österlich aussehen. Sie könnten ein Weidenkörbchen mit Moos auslegen als Bett für das Ei. Frische Blumen bereichern jedes Ritual. Osterglocken mit etwas Buchs, blühende Zweige vom Haselnussstrauch aus dem Garten bieten sich an. Haselzweige symbolisieren das Neue, das wir hervorbringen möchten. Denken Sie auch daran, vor Beginn des Rituals das Fenster zu kippen.

BAUERNREGEL IM APRIL

Je eher im April der Schlehdorn blüht, je früher der Bauer zur Ernte zieht.

RITUAL »KLARE GEDANKEN«

Das Räucherritual eröffnen Sie mit dem Entzünden der Kerze. Nach dem kurzen Abräuchern gehen Sie in sich und finden heraus, was in Ihrem Leben aus dem Gleichgewicht geraten ist. Richten Sie Ihre Gedanken rein und in bester Absicht auf die gewünschten Ziele. Für welche Vorhaben brauchen Sie einen klaren Verstand? Im Frühling herrscht das Element Luft vor. Es unterstützt den Intellekt und die Beweglichkeit.

Nehmen Sie das gekochte Ei und den Stift zur Hand. Fassen Sie Ihre Gedanken in kurzen, prägnanten Stichpunkten zusammen. Diese schreiben Sie auf die Eierschale. Jetzt haben Sie Ihre Überlegungen klar vor Augen. Prägen Sie sich dieses Bild gut ein. Dann fällt es Ihnen später leichter, sich an Ihre Pläne zu erinnern und diese auch in Angriff zu nehmen.

Das Ei steht am Anfang des Lebens. Die Schale muss aufgebrochen werden, damit sich das Neue entwickeln kann, aber erst wenn es Zeit genug zum Reifen hatte. Schälen Sie das beschriftete Ei. Dabei ziehen Sie auf der Innenseite die dünne Haut ab. Das Ei legen Sie auf einen Dessertteller. Die Schale zerreiben Sie im Mörser zu einem groben Pulver. Fügen Sie ein paar Körnchen Meer- oder Steinsalz dazu. Dann können Sie sie mit den anderen Räucherstoffen zermörsern.

Entzünden Sie die Kohle im Räuchergefäß und warten Sie kurz, bis sich ein grauer Film auf der Oberfläche gebildet hat. Jetzt geben Sie etwas von der Räuchermischung auf die Glut. Durch die Zugabe von Salz kann es sein, dass es anfangs zischt und leicht spritzt. Visualisieren Sie deshalb beim Räuchervorgang noch einmal das beschriftete Ei. Ihre Pläne sollen Gestalt annehmen, sich positiv entwickeln und Früchte tragen.

Streuen Sie eine Prise Salz auf das geschälte Ei und verspeisen Sie es mit Genuss. Dann gießen Sie sich ein Glas Wasser ein – Wasser, der kostbare Lebensquell, dem wir kaum Beachtung schenken. Es kommt so selbstverständlich aus dem Wasserhahn, wird von uns Menschen unglaublich leichtfertig verschwendet und ist unentbehrlich für alle Lebewesen dieser Erde. Schnippen Sie zum Dank an Mutter Erde mit den Fingerspitzen ein paar Tropfen durch den Raum. Dann trinken Sie das Glas ganz bewusst leer. Sie halten einen Schatz in Ihren Händen, sauberes Wasser, in bester Trinkwasserqualität, klar wie ein Bergsee und klar wie Ihre Gedanken.

Wenn Sie Ihre Räuchermischung mit der Eierschale aufgebraucht haben, können Sie sich zuletzt kurz abräuchern. Dann blasen Sie zum Abschluss des Rituals die Kerze aus und lüften den Raum durch. Das Jahresrad dreht sich weiter. Und Sie schwingen gestärkt im Rhythmus der Natur mit, gewappnet für alle Ziele in der Zukunft. Mögen sich alle für Sie erfüllen!

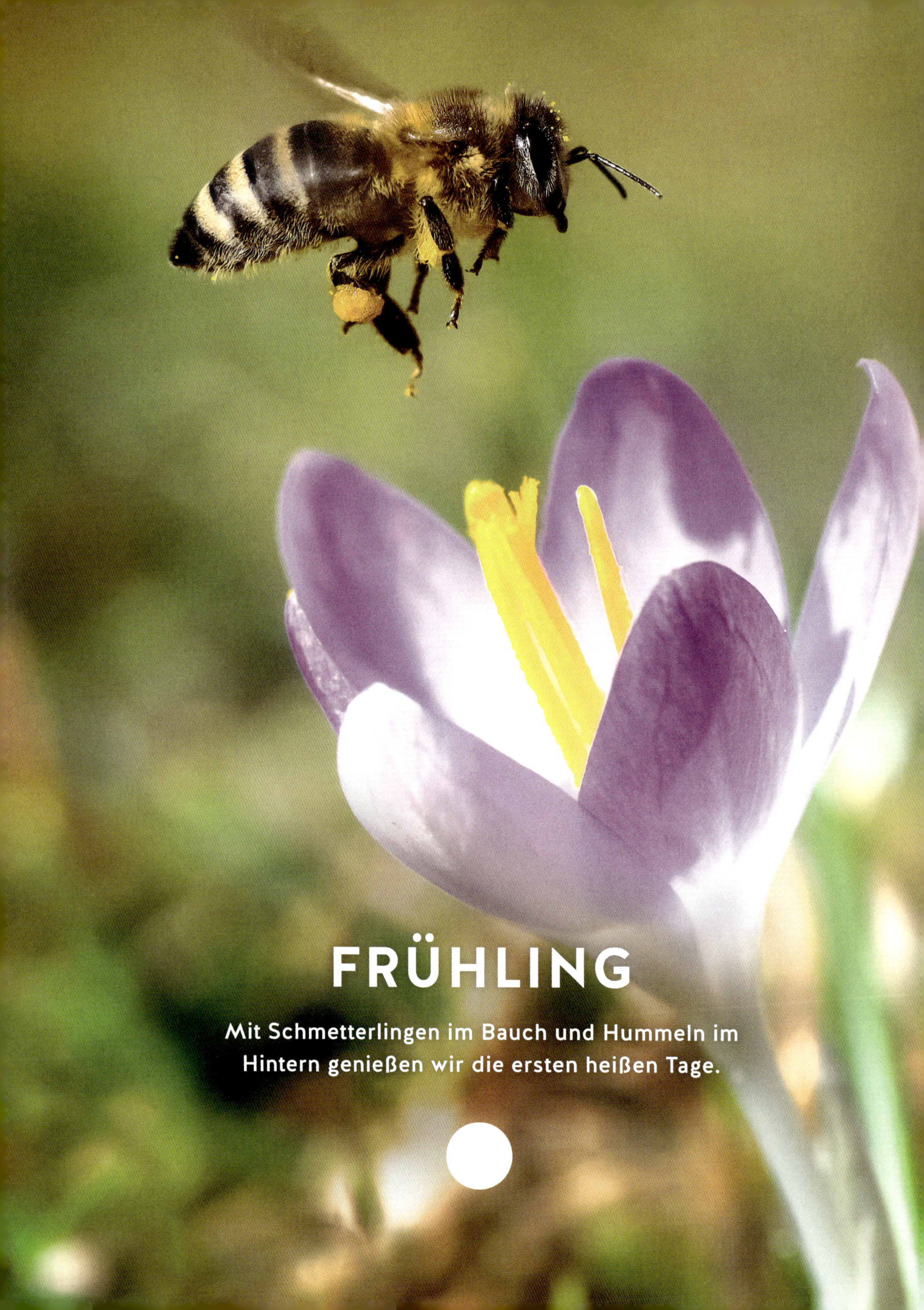

FRÜHLING

Mit Schmetterlingen im Bauch und Hummeln im Hintern genießen wir die ersten heißen Tage.

FRÜHLINGSMITTE

Eine sehr sinnliche Jahreszeit beginnt. Wir schlüpfen in luftige Sandalen, bunte Sommerkleider, kramen die Badesachen aus der Schublade und gehen ins Freibad. Die lauen Mainächte lassen Frühlingsgefühle aufkeimen.

NESTBAU

Kaum haben wir uns an die ersten wärmenden Sonnenstrahlen gewöhnt, erinnert uns Mamertus, der erste Eisheilige, am 11. Mai mit Minustemperaturen daran, dass es noch zu früh ist, um von lauen Sommernächten zu träumen. Die frostempfindlichen Topfpflanzen müssen weiter geduldig im kühlen Treppenhaus ausharren, während draußen die Obstbaumblüten erbittert den Kampf mit den frostigen Gesellen aufnehmen. Pankratius, Servatius und Bonifatius ziehen noch über das Land. Mit bangem Blick prüfen Weinbauern ihre zarten Reben im Weinberg. Hobbygärtner umhüllen ihre grünen Freunde mit schützenden Decken und stellen wärmende Grablichter in das Gewächshaus. Mit der »kalten Sophie« am 15. Mai ist endlich Schluss mit der Kälte. Dann geht es bergauf. Die Sonne bekommt zunehmend Kraft und lockt uns ins Freie. Wir bringen frischen Wind und Bewegung in unseren Alltag. Genau dafür steht das vorherrschende Element Luft im Frühling.

Draußen in der Natur ist einiges los. In den leuchtend gelben Löwenzahnwiesen tummeln sich Bienen und Käfer. Die letzten Knospen an den Obstbäumen brechen auf. Die meisten konnten dem späten Wintereinbruch trotzen. Zartes Grün schmückt sich mit einer überbordenden Fülle an weißen Blüten. Bienen, Hummeln und Schmetterlinge laben sich am süßen Nektar. Es summt und brummt in den Bäumen, Hecken und Wiesen. Blühender Flieder und Weißdorn verströmen ihren süßen Duft. Wohin das Auge blickt, entfaltet sich ein buntes Blütenmeer. Für Gartenbesitzer gibt es viel zu tun. Die Beete für die vorgezogenen Gemüsepflanzen werden vorbereitet, denn sie sollten schleunigst in die Erde.

Plötzlich ist es sommerlich warm geworden. Störche, Schwalben und die letzten Singvögel kommen von ihrer langen Reise aus dem Süden zurück. Das Nahrungsangebot lässt keine Wünsche mehr offen. Insekten und Regenwürmer gibt es reichlich. Bald nach den ersten Balzrufen der Vogelmännchen sehen wir Vogelpaare im Geäst der Bäume sitzen, den Schnabel voller kleiner Zweige und Grashalme. Der Nestbau ist in vollem Gang.

VOLLMONDFEST • LUFT

Zeitthemen:

- Erwachen und Entfaltung

Keltisch:

- Beltane: 1. Mai (ursprünglich 2. Vollmond nach Frühlingsbeginn)

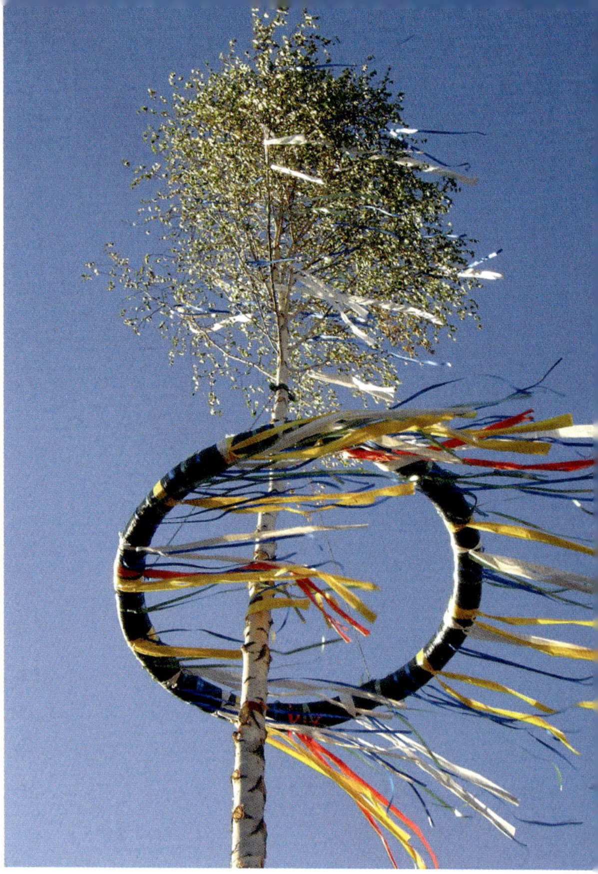

Der Maibaum ist ein Sinnbild uralten Brauchtums.

Es wird nicht lange dauern, dann rufen die Jungen lautstark aus den Nestern nach Futter, wenn sich die Vogeleltern nähern, den Schnabel voller Futter. Im Wald hören wir den Kuckuck rufen und treffen auf die Vorboten der Wärme, auf Waldmeister und Maiglöckchen. Nicht nur die Bienen sammeln fleißig. Auch die Heil-, Wild- und Räucherkräutersammler sind unterwegs. Sie stillen mit Freude ihren Heißhunger auf jungen Giersch und zarte Brennnesseln. Jetzt kann man frische Vorräte für den Räucherbedarf anlegen. Das Leben findet ab sofort wieder draußen im Freien statt.

LACHEN, LEBEN, LIEBEN

Bei diesem Vollmondfest im Jahreskreis wird unsere wilde Urkraft geweckt. Pflanzen und Tiere leben uns vor, was zu diesem Zeitpunkt wichtig ist: pure Lebenskraft. Wachsen, blühen, sich bestäuben lassen bzw. einen Partner suchen, ein Nest bauen und sich fortpflanzen. Auch für uns ist der Mai ein Wonnemonat. Nur zu gern würden wir von Amors Pfeilen getroffen werden. Unsere inneren Triebe und Instinkte wollen ausgelebt werden. Lust, Leidenschaft und Lebensfreude rücken in den Vordergrund. Wir sehnen uns nach einem Partner, wir wollen das Leben genießen, uns verlieben. Die Standesämter sind im Mai oft ausgebucht. Viele Paare möchten sich jetzt das Ja-Wort geben.

Der 1. Mai wurde in unserer Zeit zum »Tag der Arbeit« ernannt. Von der ursprünglichen Zeitqualität ist nichts mehr zu spüren. Die Kelten feierten an diesem Jahreskreisfest Beltaine oder Beltane, die Hochzeit der Erdgöttin mit dem Sonnengott, um neues Leben gebären zu können. Diese Vorstellung erinnert an den Sonnenkult der Megalith-Kultur. Riesige Menhire, die auf uns wie ein Phallussymbol wirken, leiten die männliche Sonnenkraft in den Schoß der empfangenden weiblichen Erde, die daraufhin Früchte hervorbrachte. Auf diese Wirkung hoffen noch heute junge Frauen mit Kinderwunsch, die zu den Steinen pilgern.

Beltaine war ein orgiastisches Frühlingsfest der sinnlichen Genüsse, der Lust und Liebe. Es galt als Freinacht, damit waren alle ehelichen Verbindun-

BAUERNREGEL ZUR WALPURGISNACHT

Walpurgisfrost ist schlechte Kost.

BAUERNREGEL AN DEN EISHEILIGEN

Gehen die Eisheiligen ohne Frost vorbei, schreien die Bauern und Winzer juchhei.

gen aufgehoben. Die Feiernden tranken Bier mit Bilsenkraut, verräucherten bewusstseinserweiternde Kräuter, tanzten ekstatisch um rituelle Freudenfeuer und liebten sich in den umliegenden Wiesen und Feldern, um deren Fruchtbarkeit zu fördern. Mit unserem heutigen Verständnis von Sexualität hat das nicht viel zu tun. Diese Lebenslust kann man besser verstehen, wenn man sich die Lebensumstände unserer Vorfahren vor Augen führt. Sie hatten die dunkle Jahreszeit mit Entbehrungen überlebt. Jetzt keimte die Hoffnung auf Wachstum, Wärme und die neue Ernte auf. Es musste sich anfühlen wie neu geboren zu werden.

MEERSTERN, ICH DICH GRÜSSE

Der Kirche war diese Freizügigkeit ein Dorn im Auge. An die Stelle der Erdgöttin trat zunächst die heilige Benediktineräbtissin Walburga (gestorben 25.02.779) als Schützerin der Feldfrüchte und der Schwangeren. Walburga schützte auch vor Hexen und bösen Mächten, die nach christlichem Glauben in der Walpurgisnacht am 30. April auf den alten Kultplätzen ihr Unwesen trieben. Später wurde der Mai zum Marienmonat. So gelang es, die ungestümen Frühlingsgefühle der Menschen zu zügeln. Zu Ehren von Maria werden nun Maiandachten vor üppig mit Blumen geschmückten Maialtären abgehalten und Marienlieder gesungen. Einige Andachten finden in der Kirche statt, andere in kleinen Kapellen, die häufig auf alten Kultplätzen unserer Vorfahren gebaut wurden. Die Mutter Gottes spannt jetzt eine imaginäre Brücke zur Verehrung von Mutter Erde, aus der alles Leben kommt. In der Nähe dieser Kapellen gibt es oft eine Bank vor einem alten Baum, von wo aus sich die Stille des Ortes genießen lässt. Wenn Sie bei einer Wanderung an einen dieser Orte kommen, umarmen Sie den Baum bei der Kapelle oder lehnen Sie sich mit dem Rücken an ihn. Dann können Sie die Kraft spüren, die von ihm ausgeht.

Kein Wunder, dass ein Baum bei einem weiteren Überbleibsel des ursprünglichen Jahreskreisfestes eine große Rolle spielt, der Maibaum. Es sind meist geschälte Birken- oder Fichtenstämme mit grüner Krone, die einen oder drei mit bunten Bändern geschmückte grüne Kränze durchstoßen. Sie stehen eindeutig für die Fruchtbarkeit und sind ein Symbol für die körperliche Vereinigung von Mann und Frau. Das Aufstellen an sich ist schon ein großer Akt mit vielen Helfern, meist kräftigen, jungen Kerlen. Das Austanzen des Maibaums ist dann der Höhepunkt der Veranstaltung. Gefeiert und getanzt wird immer noch ausgelassen, aber unserer Zeit entsprechend. Die Outdoor-Saison ist damit endgültig eingeläutet. Worauf warten Sie noch? Feiern Sie das Leben!

BAUERNREGEL IM MAI

Ein Bienenschwarm im Mai ist wert ein Fuder Heu.

RÄUCHERPFLANZEN ZUR FRÜHLINGSMITTE

Zu den aufwallenden Frühlingsgefühlen passen Pflanzen, bei denen das Herzchakra aktiviert wird. Uns ist nach angenehmen, wohlriechenden Düften, die für eine liebevolle Atmosphäre sorgen und unsere Sinne umschmeicheln. An manchen lauen Abenden im Mai dürfen sie auch anregend und aphrodisierend wirken, damit wir die Wünsche unseres Partners erspüren.

Heckenrose

(Rosa canina)

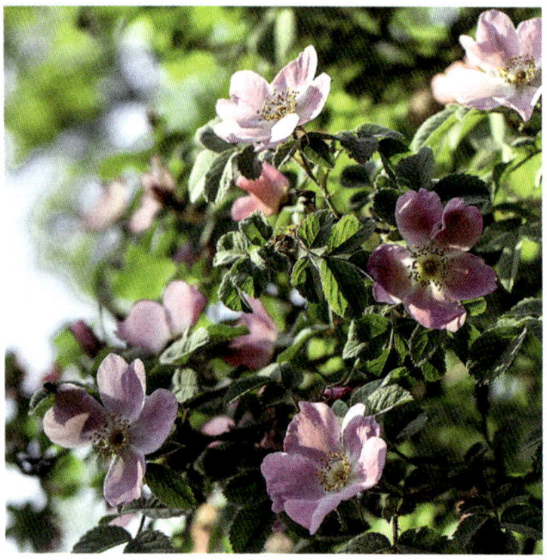

VERWENDETE PFLANZENTEILE: Knospen • Blüten

WIRKUNG: herzöffnend • segnend • versöhnend • besänftigend • ausgleichend • fördert die Selbstliebe • für liebevolle Zuneigung • für Harmonie • für Wohlbefinden • fördert die Sinnlichkeit • aphrodisierend

Alle Blütenblätter und -knospen der über 30 Wildrosenarten eignen sich zum Räuchern. Sie duften noch – im Gegensatz zu vielen Edelrosen. Die *Rosa damascena* – »Rose de Resht« hat allerdings eine unwiderstehliche Duftnote, die in alle aphrodisierenden, sinnlichen und segnenden Mischungen passt. Rosenblüten lassen uns inneren Frieden finden, damit wir uns selbst annehmen lernen. Beim Verräuchern verlieren sie schnell ihren Duft – man kann die Räucherung verstärken, indem man etwas ätherisches Rosenöl auf die Blüten träufelt.

Räuchermischung für eine liebevolle Atmosphäre – »Harmonie«

1 Teil Lavendel • 1 Teil Rosenblüten • 1 Teil Rosmarin • ½ Teil Iriswurzel • 1 Teil Styrax

Weitere Räucherkräuter für Harmonie und Sinnlichkeit: Myrte, Baldrianwurzel (sehr wenig), Mohn, Muskatellersalbei, Eisenkraut, Quittenkerne, Mariengras, Kornblume, Wegwarte, Weißdorn, Vanille, Zimt, Tonkabohne; Myrrhe, Copal

Rosmarin

(Rosmarinus officinalis)

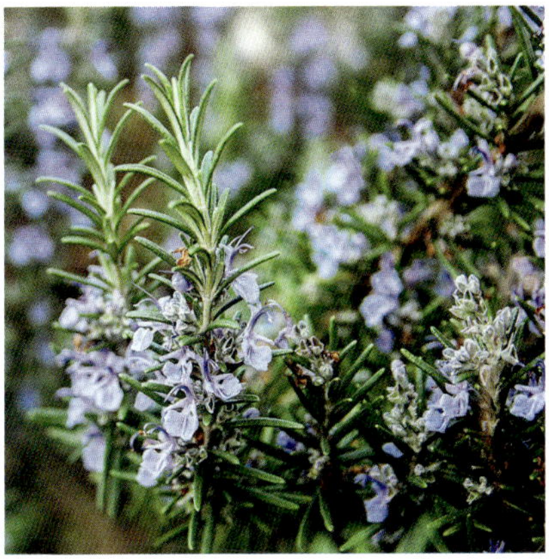

VERWENDETE PFLANZENTEILE: Triebspitzen • Blätter • ganze Stängel

WIRKUNG: anregend • inspirierend • aufheiternd • aphrodisierend • herzöffnend • segnend • hilft beim Trauern • unterstützt das Loslassen • für Übergangsriten

Eine Rosmarinräucherung öffnet das Herz und vertreibt die Eifersucht. Außerdem steigert sie die Bereitschaft loszulassen und hilft uns bei Trauerprozessen. Manchmal fällt es uns schwer, jemandem zu verzeihen. Gerade bei schwerwiegenden seelischen Verletzungen, bei Enttäuschung oder betrogener Liebe. Hierbei kann uns Rosmarin unterstützen. Er stärkt auch das Bewusstsein für den eigenen Wert.

Echter Lavendel

(Lavandula angustifolia)

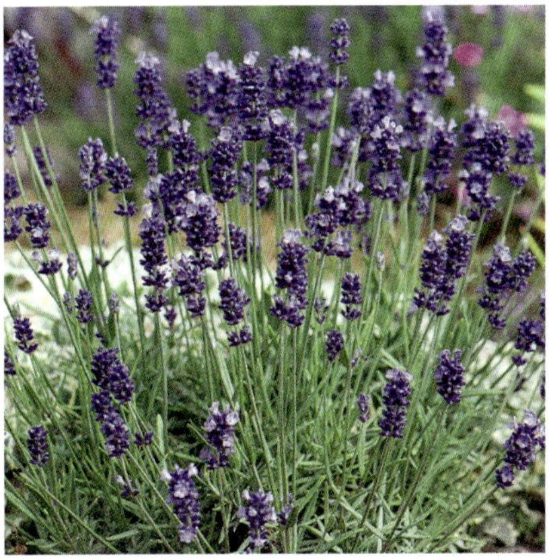

VERWENDETE PFLANZENTEILE: Blüten • ganzes Kraut

WIRKUNG: desinfizierend • reinigend • klärt die Gedanken • ausgleichend • beruhigend • segnend • belebend • »Blutsauger« abwehrend • harmonisierend • hilft uns dabei zu entspannen

Der vielseitige Lavendel eignet sich zum täglichen Räuchern. Er ist eine wichtige Pflanze zum Ausräuchern von Kinderzimmern. Seine reinigende Wirkung sollte man nicht unterschätzen. Bei den kraftvollen Räucherpflanzen, die auch desinfizierend wirken, steht er mit an oberster Stelle. Allerdings hält seine Wirkung nicht lange an. Aufgrund seiner harmonisierenden Eigenschaft ist er häufig Bestandteil von Mischungen für Sinnlichkeit, Wohlbefinden und Harmonie.

Tipp: Rosenweihrauch

Mit einer Handvoll Rosenblüten und etwas heimischem Waldweihrauch (siehe Seite 43) können Sie Duftkugeln für einen sinnlichen Räuchergenuss herstellen. Zerreiben Sie die Rosenblütenblätter mit den Harzen im Mörser, bis eine homogene Masse entsteht, die sich zu Kugeln formen lässt.

Einstimmung auf die Jahreszeit – Sinnlichkeit

- *In welchen Bereichen wird meine Lebensfreude eingeschränkt? Lebe ich meine Sinnlichkeit aus?*
- *Wo sollte ich mehr Herzblut einbringen? Wem möchte ich mehr Aufmerksamkeit schenken?*
- *Gebe ich meinen Gefühlen genug Ausdruck oder halte ich sie zu oft im Zaum? Wofür brenne ich?*
- *Heute genieße ich die schönen Seiten des Lebens! Weiß mein Partner von meinen erotischen Vorlieben und kenne ich seine Wünsche?*
- *Künftig gebe ich meiner Intuition und meinen spirituellen Anlagen genügend Raum zur Entfaltung!*
- *Was wirkt wohlig, wärmend auf meine Seele, lässt mich wachsen?*

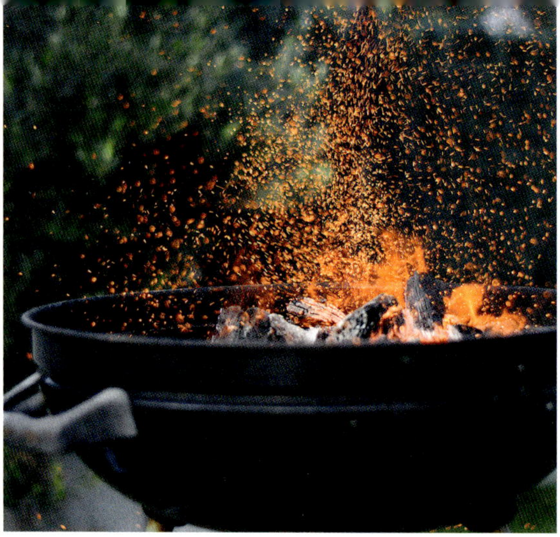

Ein sprühendes Feuer schenkt uns Licht, Wärme und das Gefühl der Naturverbundenheit.

KRAFTORT »FEUERPLATZ IM GARTEN«

Beim Ritual an Beltane spielten Gemeinsamkeit und insbesondere das Element Feuer eine entscheidende Rolle. Es symbolisiert Licht, Wärme, Leidenschaft, Begeisterung. Die Kelten erstickten in allen Feuerstätten die Glut. Bei Sonnenaufgang wurde mit einem Feuerquirl rituell eine neue Flamme hervorgebracht. Mit dem Holz von neun unterschiedlichen Bäumen (siehe Seite 55) fütterten sie das neu entfachte Feuer. Aus diesem Grund wäre eine Feuerschale auf der Terrasse oder im Garten ideal. Bereiten Sie nach Möglichkeit zunächst den Feuerplatz vor. Einige getrocknete Zweige von neun Holzarten lassen sich ganz sicher bei einem Spaziergang am Waldrand aufsammeln. Diese verwenden Sie zum Anfachen. Manche beherrschen auch den Umgang mit einem Feuerstein und Stahl zum Feuermachen. Beides macht das Ritual interessanter und intensiver. Das ist aber nicht zwingend erforderlich. Ansonsten lässt es sich ebenso in abgewandelter und stark reduzierter Form durchführen, ohne Feuerstelle. Es findet sich bestimmt in Ihrem Wohnzimmer Platz für ein Tischchen mit den Ritualgegenständen und der Räucherschale.

Laden Sie Ihre besten Freunde ein oder zelebrieren Sie das Ritual mit Ihrem Liebsten. Räumen Sie ein paar Sessel zur Seite, damit später getanzt werden kann. Musik mit heißen Rhythmen zum Tanzen liegt bereit. Wenn alle Gäste eingetroffen sind, ist der Raum stimmungsvoll beleuchtet, am besten ausschließlich mit Kerzenlicht. Wichtig ist vor allem, dass es ein sinnliches Erlebnis für alle wird. Kündigen Sie die Feier entsprechend an. Den Ritualplatz schmücken Sie mit einem roten Tuch, Kerzen in roten Gläsern und Dingen, die Ihnen ans Herz gewachsen sind, wie einem Stein in Herzform, schönen Bildern oder Ähnlichem. Rote Rosen, duftende Maiglöckchen, Vergissmeinnicht oder blühende Apfelzweige passen als Blumenschmuck. Als Fruchtbarkeitssymbol dient ein auf Hochglanz polierter roter Apfel. Wenn Sie möchten, können Sie einen kleinen Kranz aus blühender Gundelrebe binden. Er schmückt beim Räuchern entweder Ihren Kopf oder die Räucherschale. Wer Freunde eingeladen hat, könnte frisches Bärlauch-Brot backen. In der Walpurgisnacht soll Bärlauch böse Hexen vertreiben.

Heute brauchen Sie zusätzlich zur Räucherschale mit Sand und Kohle einen Mörser und für jeden Gast ein Schälchen. Es kann aus Porzellan oder Ton sein, aber auch größere Muscheln eignen sich. Salbei und Beifuß gehören zur Grundausstattung. Ansonsten stellen Sie eine Auswahl an leicht aphrodisierend wirkenden Räucherstoffen für einen sinnlichen Räuchergenuss zusammen. Bewusstseinserweiterndes Habichtskraut könnte au-

BAUERNREGEL AN DEN EISHEILIGEN

Vor Nachtfrost
bist du sicher nicht,
bevor Sophie vorüber ist.

BAUERNREGEL IM MAI

Ist der Mai kühl und nass, füllt's dem Bauern Scheun' und Fass.

Maiglöckchen symbolisieren mit ihrem betörenden Duft den Wonnemonat Mai.

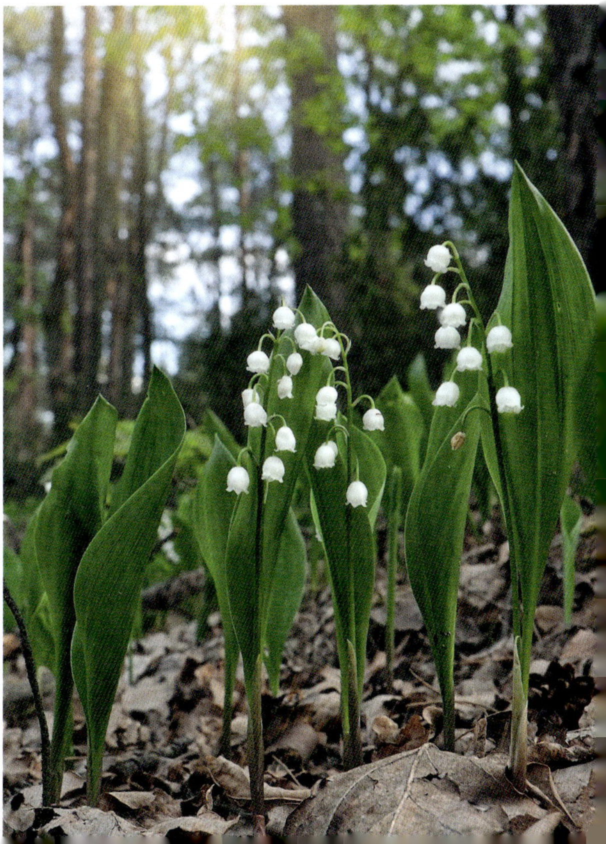

ßerdem als Ersatz für das früher verwendete Bilsenkraut oder Hanf dienen. Dazu legen Sie einige kleine Löffel bereit.

RITUAL »LEBENSFREUDE«

Jedes überlieferte Mond- und Sonnenfest hat seinen besonderen Aspekt, den wir als Zugang zu unserer inneren Kraft einsetzen können. Rituale müssen nicht starr sein. Man braucht auch keinen speziellen Ort dafür. Sie werden einfach an die eigenen Bedürfnisse angepasst. An Beltane haben wir die Chance, uns wieder auf die eigenen Gefühle einzulassen, sie auszuleben. Besonders nach Zeiten, wo es nicht rund in unserem Leben lief, gibt uns das Sicherheit zurück. Heute feiern wir das Leben, die Lebendigkeit, die Lebenslust. Wir spüren unsere Sinnlichkeit, das Kribbeln im Bauch, die Freude am Dasein. All das symbolisiert die Farbe Rot. Sie steht für Feuer, Leidenschaft und Liebe. Es macht Freude, sich mental auf einen sinnlichen Abend einzustimmen. Werfen Sie sich

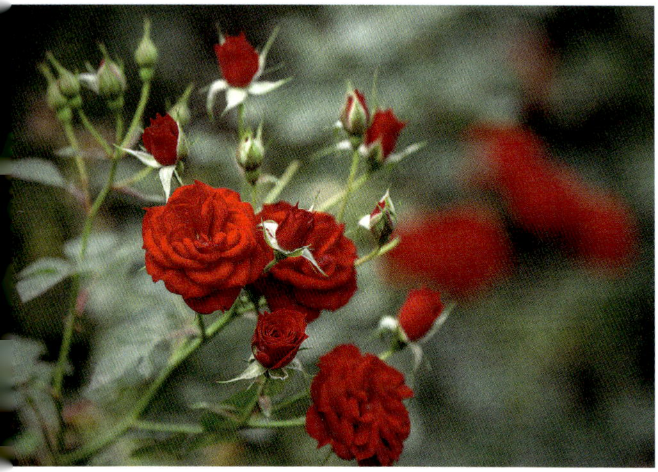

Seit dem Altertum werden Rosenblüten mit Liebe und Schönheit in Verbindung gebracht.

BAUERNREGEL AN DEN EISHEILIGEN

Pankraz und Servaz,
zwei böse Brüder,
was der Frühling gemacht,
zerstören sie wieder.

in Schale, lackieren Sie die Nägel oder legen Sie roten Lippenstift auf.

Sie beginnen das Ritual wie üblich mit dem Entzünden der Ritualkerze. Stellen Sie diese im Freien in ein Windschutzglas oder in eine Laterne, damit sie der nächste Windstoß nicht ausblasen kann. Anschließend fachen Sie gemeinsam mit Ihren Freunden das Feuer an – vorausgesetzt, Sie haben eine Feuerstelle.

Nun darf sich jeder seine eigene sinnliche Räuchermischung zusammenstellen, ganz nach seinem Geschmack. Es sollte nicht mehr als ein Esslöffel sein, es sei denn, Sie planen den Rest als Gastgeschenk ein. Der Reihe nach werden die Räucherstoffe im Mörser verrieben und dann in den kleinen Schälchen oder großen Muscheln beiseitegestellt. In der Zwischenzeit entzünden Sie die Kohle, damit sie vorglühen kann.

Wenn alle fertig sind, beginnen Sie als Gastgeber mit dem Räuchern. Legen Sie Ihre Räuchermischung auf, räuchern Sie sich ab und lassen Sie den Duft auf sich wirken. Was geht Ihnen gerade durch den Kopf? Sprechen Sie ruhig aus, was Sie bewegt und was für die Ohren der anderen bestimmt ist. Das Ritual kann die Innenschau kraftvoll begleiten. Oft kommen Aspekte an die Oberflä-

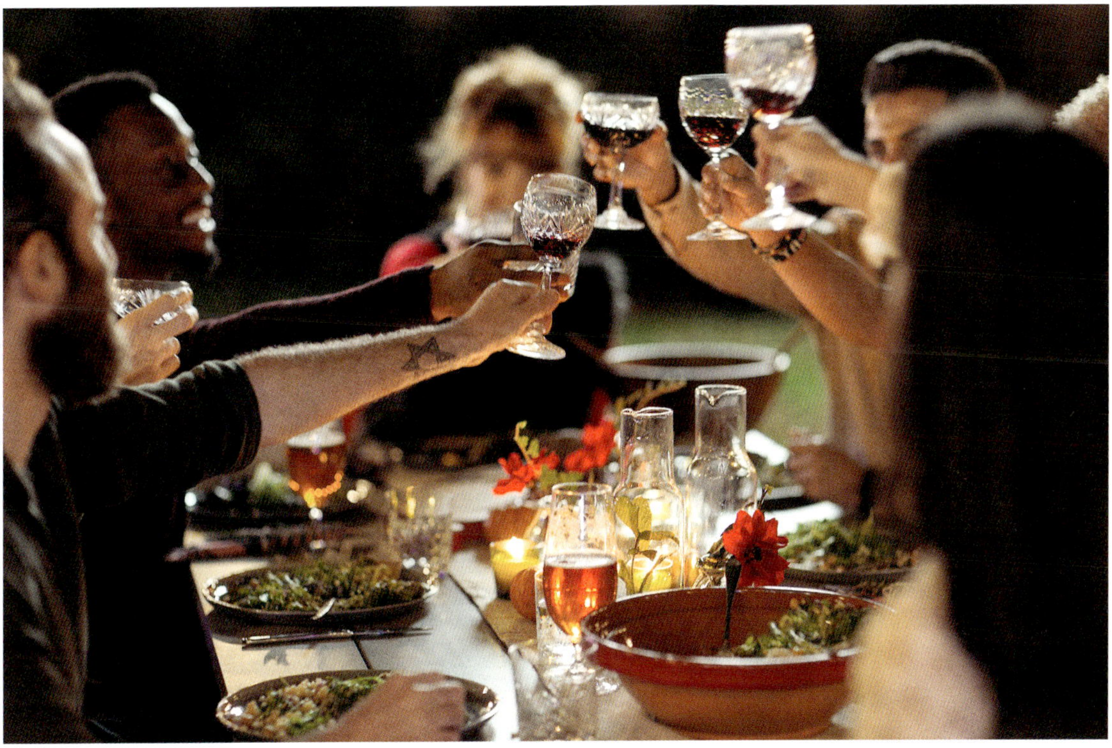

Das Leben kann so schön sein! Bei einer Feier mit Freunden lässt man den Tag gern ausklingen.

che, die man später in aller Ruhe beleuchten möchte. Im Uhrzeigersinn kommen dann Ihre Freunde an die Reihe. Entweder reichen Sie die Räucherschale am Lagerfeuer weiter oder im Wohnzimmer. Für viele kann dies ein magischer Augenblick sein, an den sie sich gern zurückerinnern. Mit dem Ausblasen der Kerze beenden Sie das Ritual. Frisches Bärlauch-Brot und ein Glas Rotwein leiten zum sinnlichen Abend im Kreis Ihrer besten Freunde oder mit Ihrem Liebsten über. Legen Sie Ihre Lieblingsmusik auf, tanzen Sie zu heißen Rhythmen um das Feuer, durch den Garten oder durch die Wohnung und lassen Sie Ihrer Lebenslust freien Lauf!

Dieses Fest ist erst der Anfang. Denn die Outdoor-Saison ist damit endgültig eingeläutet. Bald folgen Frühlings-, Bergfeste und Kirchweihen. Also, worauf warten Sie noch? Gehen Sie aus und feiern Sie das Leben!

BAUERNREGEL IM MAI

*Gewitter im Mai
bringen Früchte herbei.*

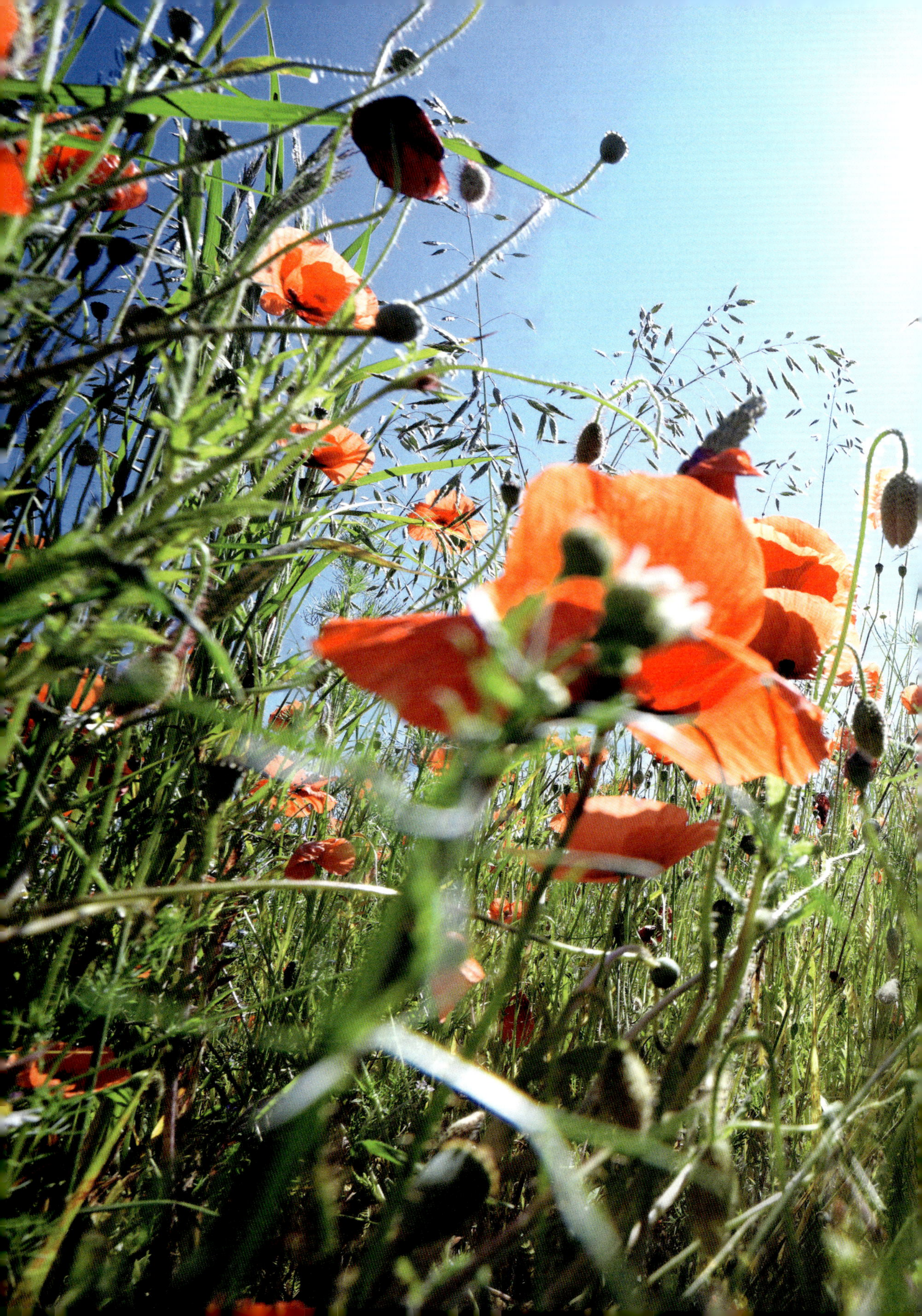

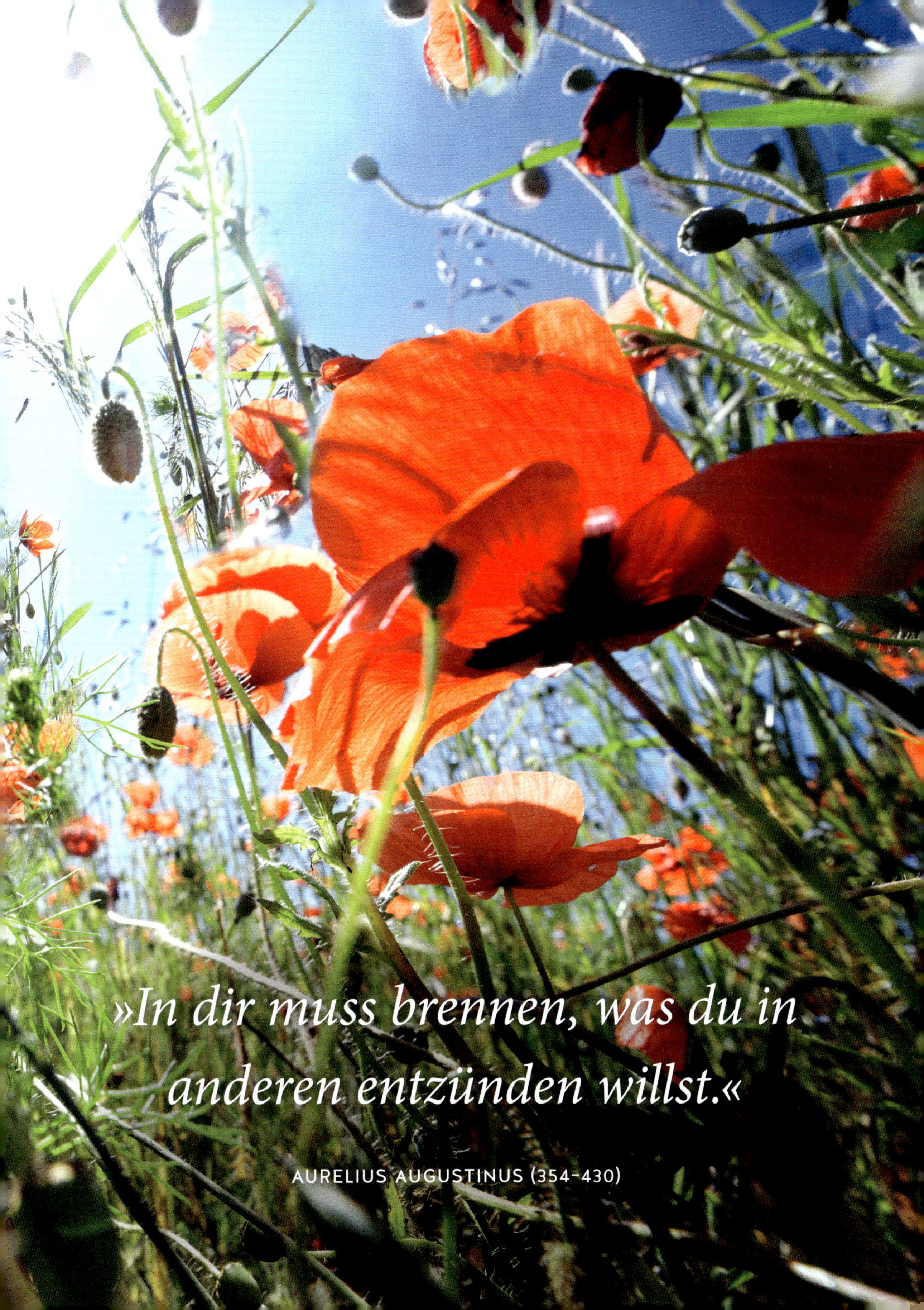
»In dir muss brennen, was du in
anderen entzünden willst.«
AURELIUS AUGUSTINUS (354–430)

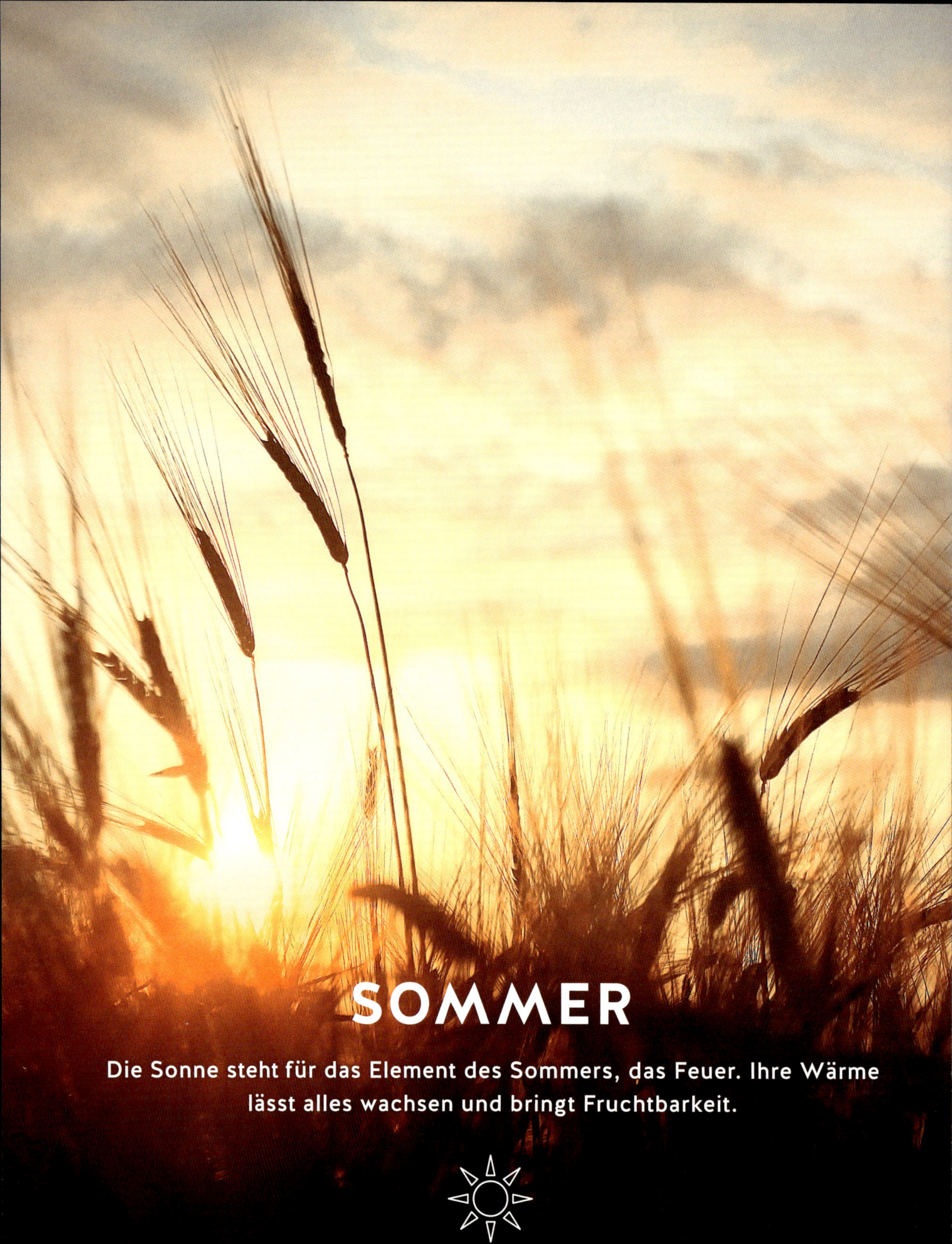

SOMMER

Die Sonne steht für das Element des Sommers, das Feuer. Ihre Wärme lässt alles wachsen und bringt Fruchtbarkeit.

SOMMER-SONNENWENDE

Diesen magischen Wendepunkt im Jahreskreis zelebrieren die meisten Völker dieser Erde. Schmerzlich wird uns bewusst, dass die Tage unweigerlich kürzer werden. Das Jahresrad dreht sich unaufhaltsam in die Zeitspanne der Reifung.

SOMMER, SONNE, LEICHTIGKEIT

Endlich ist er da, der Sommer. Wohlige Wärme hüllt uns ein. Wir spüren die Sonne auf unserer Haut und in unseren Herzen. Sonnenlicht verleiht der Welt einen hoffnungsvollen Glanz. Das macht richtig gute Laune. Die Straßencafés sind bestens besucht. Eis schleckende Kinder hüpfen kreischend durch die Wasserfontänen der Brunnen in der Fußgängerzone. Andere schlendern mit Badesachen über der Schulter zum nächsten Badesee oder ins Freibad. Wer kann, öffnet das Verdeck seines Autos und genießt das Cabrio-Feeling bei lauter Musik und Wind in den Haaren. Der Sommer ist laut, bunt und fröhlich.

Die Kraft der Sonne schenkt uns eine unglaubliche Energie. Wir fühlen uns rundum wohl und wollen auf keinen Fall etwas von dieser kostbaren Zeit verpassen. Gleich nach Feierabend aalen wir uns in der Sonne, schmeißen den Grill an, laufen barfuß durch den Garten und lassen es uns bis weit nach Sonnenuntergang gut gehen. In der Dämmerung nehmen wir Fledermäuse am Nachthimmel wahr, die lautlos auf der Suche nach Insekten herumfliegen. Die Nächte sind lau und sehr angenehm. Mitte Juni sind auch wieder Glühwürmchen unterwegs. Sie zaubern leuchtende Funken in die dunklen Ecken des Gartens. Und oben am Firmament glitzern die Sterne.

SONNENFEST • SÜDEN • FEUER

Heidnisch:

- Sommer-Sonnenwende – Mittsommer: 21. Juni

Christlich:

- Johanni: 21. Juni

Ab und zu sorgt ein Gewitter für eine erfrischende Abkühlung. Die Landwirte richten ihre Arbeiten jetzt nach den Wettervorhersagen aus und haben alle Hände voll zu tun. Es duftet nach frisch gemähten Wiesen und Heu. Und aus den Getreideäckern leuchten uns blaue Kornblumen und knallrote Mohnblüten entgegen. Unter weiß-blauem Himmel entfaltet die Natur ihre ganze Pracht in einem Meer aus Farben. Die ersten Früchte reifen leuchtend rot heran: Erdbeeren, Himbeeren, Johannisbeeren und Kirschen. Es blüht und grünt, wohin das Auge blickt. Im Blumenbeet blühen gelbe Taglilien mit blauem Storchenschnabel um die Wette. Süßlicher Holunderduft weht uns um die Nase. Schmetterlinge tummeln sich auf den Blüten des Schmetterlingsflieders. In der Wildkräuterküche bleiben fast keine Wünsche mehr offen.

Die Blüten von Kapuzinerkresse, Gänseblümchen und Ringelblumen zaubern wieder Farbtupfer auf den Salatteller. Täglich bereichern andere Kräuter unsere »Green Smoothies«. Beim Anblick der Hollerblüten läuft uns das Wasser im Mund zusammen – voller Vorfreude auf frisch ausgebackene Hollerküchel mit Apfelmus und Zimtzucker.
In Bayern spiegelt sich die ganze Fülle der Blütenpracht des Sommers bei den Fronleichnamsprozessionen wider. Ein paar Tage vorher tragen fleißige Helferinnen aus den Gärten Blumen in möglichst unterschiedlichen Farben zusammen. Üppige Blumensträuße schmücken am Festtag die kleineren Holzaltäre in den Straßen. Aber die meisten Blüten werden auf vorgefertigten Schablonen mit christlichen Motiven zu dekorativen Blumenteppichen arrangiert.

DER LÄNGSTE TAG DES JAHRES

Die Sonne entlockt der Erde sprießendes Leben, lässt es wachsen und gedeihen. Sie bestimmt den Wechsel vom Tag zur Nacht, vom Sommer zum Winter, von der Betriebsamkeit des Tages zur Stille der Nacht. Wir schwingen als Teil der Schöpfung in ihrem Rhythmus mit. Ihre Strahlen können sanft und wärmend sein, aber auch glühend heiß mit zerstörerischer Wirkung. Die sengende Hitze kann die Felder austrocknen oder – noch schlimmer – in ein Wärmegewitter mit Hagelschauer umschlagen und die Ernte des Sommers verhageln.
Wenn sich die Sonne ihrem höchsten Stand nähert, haben insbesondere »Johanniskräuter« mit ihrer Sonnensignatur viel von ihrer Lichtkraft aufgesogen und abgespeichert. Am Johannistag geerntet, sollen die Pflanzen besonders heilkräftig sein. Dazu gehören neben den »Wetterkräutern« Beifuß, Eisenkraut, Johanniskraut, Königskerze und Rainfarn auch Alant, Dost, Holunder, Kamille, Ringelblume, Schafgarbe und Quendel. Als Räucherpflanzen geben sie uns in der dunklen Jahreszeit etwas von dieser gespeicherten erhellenden Sonnenkraft ab.
Johanniskraut spielt zu dieser Jahreszeit eine besondere Rolle. Sein roter Pflanzensaft symbolisiert der Legende nach das Blut des enthaupteten Johannes und gab dem Kraut seinen Namen. Johannes der Täufer ersetzte am 24. Juni ein paar Tage zeitversetzt das heidnische Sonnenfest, das gleichzeitig den Sonnengott auf seinem Höhepunkt verehrte und bereits seinen Untergang bedeutete. Johanniskraut erntet man, kurz bevor die Blüten aufbrechen, idealerweise am Johannistag. Als Wetterkraut kann es verräuchert Spannungen bei Streit oder elektromagnetischen Störungen abbauen. Seine Sonnenkraft wirkt in den Wintermonaten stimmungsaufhellend bei Sorgen, Ängsten und Depressionen. Es schenkt Wärme und Geborgenheit. Die Blüten haben beim Verräuchern keinen starken Eigengeruch und sollten am besten mit anderen Kräutern und Harzen vermischt werden.

MIT EINEM SPRUNG ÜBERS FEUER

Zur Sommer-Sonnenwende, einem wichtigen magischen Zeit- und Wendepunkt im Jahreskreis,

---

BAUERNREGEL AN SIEBENSCHLÄFER

Wie das Wetter sich am
Siebenschläfer verhält,
ist es sieben Wochen lang bestellt.

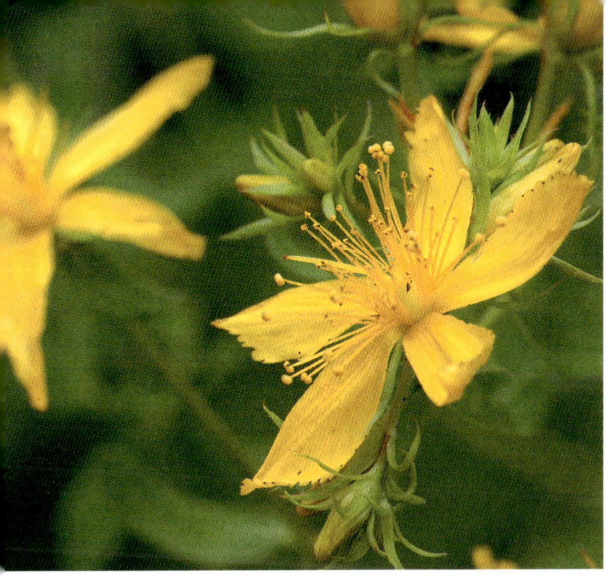

Die Blüten des Johanniskrauts stehen für das Licht der Sonne.

werden ganz unterschiedliche Bräuche zelebriert. In den Alpen rollt man brennende Räder aus Stroh den Berg hinunter. In Frankreich werden Fackeln aus Königskerzenstängeln entzündet. Feuer gehört auf alle Fälle dazu. Unsere Vorfahren seien nackt über das Sonnwendfeuer gesprungen, berichten historische Quellen. Sie hätten nur einen Gürtel aus Beifuß oder Eisenkraut getragen, der danach dem Feuer übergeben wurde. Glaubt man den römischen Geschichtsschreibern, wandten die keltischen Druiden obendrein dramatische Blitzeffekte beim Ritual an. Vermutlich haben sie Bärlappsporen in die Glut gestreut. Das Fest wurde ähnlich ausgelassen gefeiert wie an Walpurgis mit Musik, Tanz und berauschenden Getränken. Vermutlich wurden auch Wetterkräuter zum Schutz der Feldfrüchte vor Unwetter verräuchert. Im Brauchtum wurde Beifuß in der Johannisnacht auch als Schutz vor Geistern und Dämonen an die Haustür gehängt. War jemand krank, band man einen Beifuß-Haarkranz für ihn. Nach einiger Tragezeit verbrannte man den Kranz im Feuer und mit ihm symbolisch die Krankheit. Später trugen junge Mädchen beim Sprung über das Feuer einen Haarkranz aus Johanniskraut, Eisenkraut oder Gundelrebe. Springen Paare Hand in Hand übers Feuer, soll das symbolisch ihre Bindung zueinander festigen und ihre Fruchtbarkeit segnen.

Duftende Räucherbündel sind perfekte Begleiter bei Ritualen im Freien. Pflanzen zum Bündeln sollten Sie mindestens eine Woche vor dem Ritual sammeln, damit sie antrocknen können. Mit etwas Glück ergattern Sie noch einen verblühten Stängel der Königskerze. Johanniskraut und Beifuß dürfen nicht fehlen. Man findet sie oft in Gesellschaft von Eisenkraut und Rainfarn auf Ruderalflächen. Diese fünf ausgleichenden Wetterpflanzen bauen beim Verräuchern Spannungen ab und bringen unsere Lebensfreude zurück.

Bündeln kann man mehrere Pflanzen mit ähnlicher Wirkung oder Sie beschränken sich auf eine Pflanze. Beifuß, Salbei und Lavendel pur liegen dabei ganz vorn. Beifuß, das Schamanenkraut unserer Heimat, wärmt und hüllt uns ein. Lavendel wirkt nicht nur stark reinigend, er sorgt auch für eine liebevolle Atmosphäre, gern kombiniert mit Rosmarin und Myrte. Salbeibündel, insbesondere die aus Weißem Salbei, haben es zu einem gewissen Bekanntheitsgrad unter Räucherfreunden gebracht. Sie wirken stark reinigend und bauen einen schützenden Raum um uns auf. Seit Jahrhunderten werden sie auch bei der Sonnenwende verräuchert.

BAUERNREGEL AM JOHANNISTAG

Bis Johannis wird gepflanzt,
ein Datum, das du dir
merken kannst.

RÄUCHERPFLANZEN FÜR DIE SOMMER-SONNENWENDE

Von der Ernte hing früher das Überleben der Menschen und Tiere in den Wintermonaten ab. Wenn Sturm und Hagel das Getreide oder die Feldfrüchte vernichteten, hatte das gravierende Auswirkungen auf die Familien. Bei aufziehendem Unwetter entzündeten die Bauern deshalb große Bündel aus getrockneten Wetterpflanzen, um es vom Hof fernzuhalten.

Beifuß

(Artemisia vulgaris)

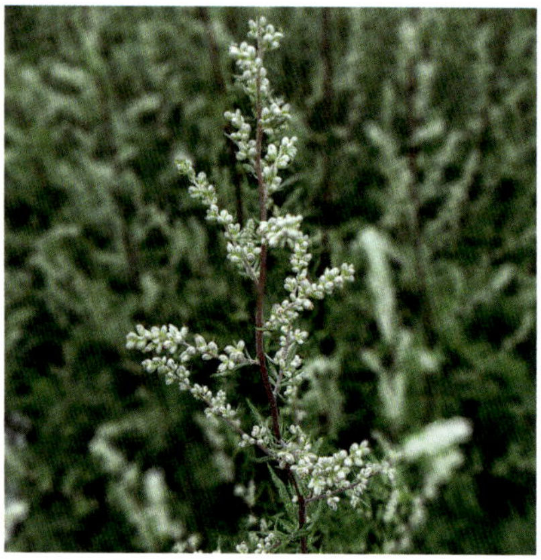

VERWENDETE PFLANZENTEILE: Blätter • Triebspitzen • Wurzeln

WIRKUNG: reinigend • schützend • segnend • vitalisierend • heilend • erwärmend • für Übergangsrituale aller Art und Neubeginn • fördert das Traumerleben • unterstützt bei Veränderungen im Leben • stärkt das Weibliche und die Intuition • bringt die gestockte Gefühlswelt in Bewegung • lässt die heilenden Tränen fließen • hilft bei Trauerprozessen • wärmt bei seelischem Schmerz • baut negative Spannungen ab

Beifuß ist eine der ältesten Ritualpflanzen der Menschheit und eine unserer wichtigsten heimischen Schutz-, Heil- und Räucherpflanzen. Er trägt den Namen von Artemis, der griechischen Göttin der Frauen und Hebammen. Beifuß kann ohne Kohle verräuchert werden, wenn man ihm genug Luft zufächelt.

Räuchermischung »Wetterkräuter«

1 Teil Beifuß • 1 Teil Königskerze • 1 Teil Rainfarn • 1 Teil Johanniskraut • 1 Teil Eisenkraut • 1 Teil Waldweihrauch

Weitere Räucherkräuter für die Sommer-Sonnenwende: Alant, Angelikawurzel, Goldrute, Johanniskraut, Mariengras, Nachtkerzenblüten, Thymian, Waldmeister, Ysop; Bernstein, Copal, Dammar, Kiefernharz, Styrax

Eisenkraut
(Verbena officinalis)

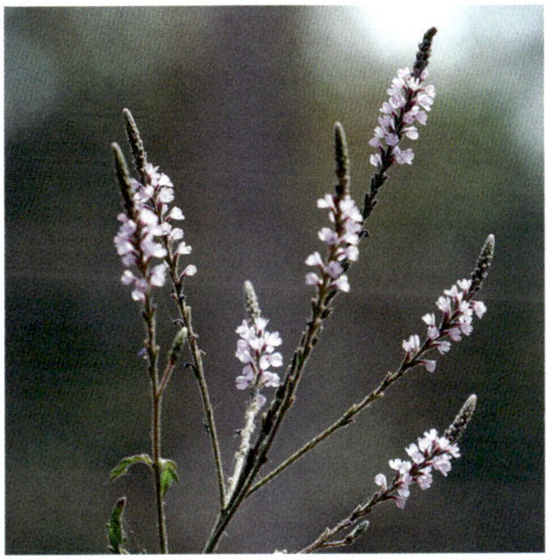

VERWENDETE PFLANZENTEILE: blühendes Kraut

WIRKUNG: reinigend • schützend • segnend • stärkend • erhellend • verleiht Verhandlungsgeschick, Mut und Selbstbewusstsein • überwindet Lustlosigkeit und Desinteresse • fördert Selbstdisziplin • für Traumarbeit und Visionen

Das unscheinbar aussehende Räucherkraut hatte von der Antike bis zum Mittelalter eine wichtige Bedeutung als Heil- und Zauberpflanze. Gesandte nahmen es zu Friedensverhandlungen mit, um die göttliche Gerechtigkeit heraufzubeschwören. Schmiede legten es rituell ins Löschwasser, um das Eisen zu härten. Als Wetterkraut wirkt es ausgleichend bei Prüfungsängsten und Mutlosigkeit. Außerdem baut es Spannungen ab und wirkt versöhnlich.

Rainfarn
(Tanacetum vulgare)

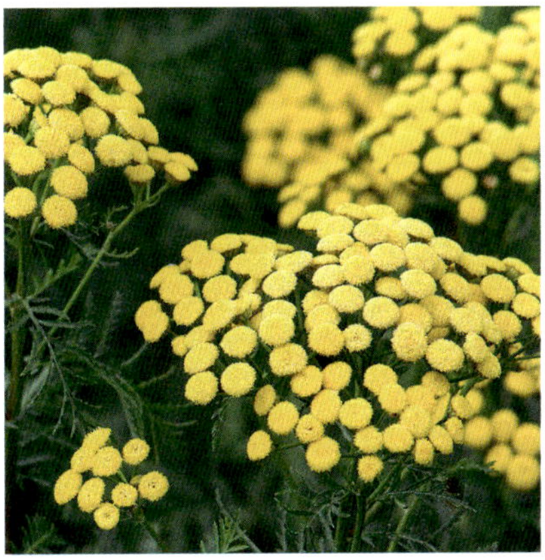

VERWENDETE PFLANZENTEILE: Blüten • Blätter • Kraut

WIRKUNG: desinfizierend • hilft bei Streit und angespannter Atmosphäre • bei Gewitter • vertreibt Ungeziefer • unterstützt das Selbstwertgefühl • stärkt die Abwehrkräfte • zur Abgrenzung • Schutz nach außen

Rainfarn duftet aromatisch, enthält aber schwach giftiges Thujon, das eine leicht berauschende, psychoaktive Wirkung hat. Deshalb sollte man beim Räuchern unbedingt die Fenster leicht geöffnet halten. Bei Schwangeren kann Thujon Blutungen auslösen! Rainfarn gehört zur traditionellen Wetterräucherung, zusammen mit den anderen Wetterkräutern. Durch eine Hausräucherung schützt er vor negativen Projektionen von außen und energieraubenden Wesen. Spannungsgeladene Situationen werden abgemildert.

Tipp: Räucherbündel »Mückenschreck«

Beim Gartenfest in einer lauen Sommernacht können kleine surrende Blutsauger die gute Laune trüben. Der Duft von warmem Schweiß, Deo, Parfum und Weichspüler wirkt auf Stechmücken unwiderstehlich. Dagegen können sie ein Räucherbündel aus getrocknetem Rainfarn, Lavendel, Beifuß, Lorbeer, Zitronengras und Walnussblättern nicht ausstehen.

Einstimmung auf die Jahreszeit – Die Feuerkraft der Sonne

- *Kann ich meine Naturverbundenheit ausleben? Für welche Projekte in der Zukunft brauche ich die Kraft der Sommersonne?*
- *Lasse ich mich vom Licht anderer blenden? Vor welchen Schatten sollte ich mich hüten?*
- *Welche Emotionen sind zu hitzig und wirken verzehrend oder zerstörerisch auf mich?*
- *Nehme ich mir genügend Zeit für meine Kreativität und für die schönen Dinge?*
- *Künftig bringe ich mehr Leichtigkeit in den Ernst des Lebens! Ich lass mich von der Kraft des Feuers durchströmen.*
- *Was muss ich für immer abstreifen und den Flammen übergeben, damit sie es in Positives verwandeln?*

KRAFTORT »FEUER MIT FREUNDEN«

Oft reicht schon kurzes Räuchern mit dem Stövchen aus, damit wir uns mit Mutter Erde verbunden fühlen. Die Sehnsucht nach der Urkraft des Feuers wird aber an einer großen Feuerstelle am ehesten gestillt. Können Sie sich an Ihr letztes Lagerfeuer im Freien erinnern? Das Element Feuer hat eine magische Anziehungskraft auf Kinder und Erwachsene. Es gibt uns ein Gefühl von Wärme und Geborgenheit. Alles ist in Dunkelheit gehüllt. Über Ihnen glitzern nur die Sterne und vor Ihnen leuchtet das Feuer als einzige Lichtquelle. Das trockene Holz knistert geheimnisvoll. Nach und nach bildet sich eine glühend heiße Glut, die Ihre Wangen erhitzt. Wirft jemand einen trockenen Zweig mit Blättern ins Feuer, verbrennt er laut prasselnd und aromatisch duftend. Eine feine Rauchsäule kräuselt sich in den dunklen Abendhimmel. Die Kinder halten Haselnussstecken in die Glut, bis sie Feuer fangen, und malen dann Muster in den dunklen Abendhimmel. Ein Lagerfeuer ist ein Erlebnis für Jung und Alt. Meistens steht heutzutage ein Stapel Feuerholz aus Buche, Fichte oder Birke bereit. Wer einen größeren Garten besitzt, behält auch gern einige Zweige vom Obstbaumschnitt für die Feuerschale zurück.

Wenn Sie mit Freunden oder der Familie am Feuer unter dem Sternenhimmel sitzen und plaudern, ist das eine wundervolle Gelegenheit, einige Räu-

BAUERNREGEL AM JOHANNISTAG

Reif in der Johannisnacht den Bauern Beschwerde macht.

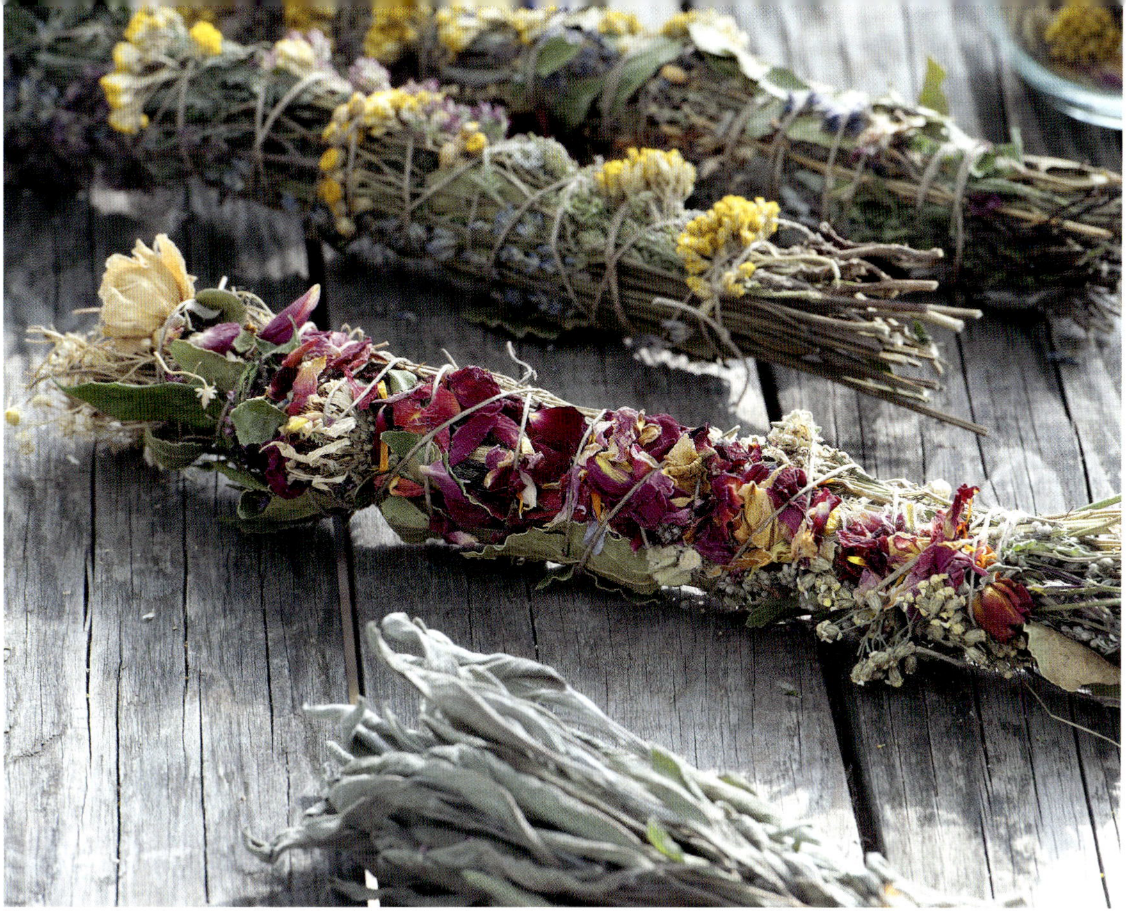

Für Räucherbündel verschnürt man entweder mehrere Pflanzen mit ähnlicher Wirkung oder nur eine Pflanzenart. Sie eignen sich bestens zum Räuchern im Freien.

cherbündel aus heimischen Pflanzen bereitzuhalten. Sie haben eine stark erdende Wirkung. Auch für ein Ritual sind sie wie geschaffen. Sie sind bestens zum Räuchern im Freien geeignet, da die Gefahr von Funken- und Aschenflug in der Wohnung nicht unterschätzt werden sollte. Die Bündel sind schnell gemacht. Sie werden aus den bereits vor einer Woche gesammelten und inzwischen angetrockneten Pflanzenstängeln mit einem natürlichen Garn fest zusammengeschnürt. Und jeder wird es gern beim Ritual halten wollen.
Stellen Sie Körbe mit den getrockneten Pflanzenstängeln bereit, Naturgarn aus Hanf, Sisal, Bast oder Baumwolle, einige Scheren und Gartenzangen. Stapeln Sie ausreichend Brennholz in der Nähe des Feuerplatzes und bereiten Sie das Lagerfeuer vor, damit Sie es am Abend nur noch entzünden müssen. Wenn Sie eine flache Feuerschale verwenden, sollte diese auf dem Boden stehen. Denken Sie an den Feuerschutz und halten Sie eine Löschdecke und einen Feuerlöscher bereit.

BAUERNREGEL AN SIEBENSCHLÄFER

Wenn's am Siebenschläfer regnet,
sind wir sieben Wochen
mit Regen gesegnet.

Dann schneiden Sie frisches Johanniskraut für den Kranz und einige lange Beifußstängel, möglichst mit Wurzel, für den Sonnwendgürtel ab.

RITUAL »SONNEN-KRAFT-BÜNDEL«

Das Entzünden des Lagerfeuers übernehmen Sie als Gastgeber. Im Lauf des Abends kümmern sich einige darum, das Feuer am Brennen zu halten. Andere winden den Kranz aus frischem Johanniskraut und den geräumigen Beifußgürtel, der für jeden Bauchumfang passen sollte. Man kann ihn beim Sprung später auch festhalten.

Die Herstellung der Räucherbündel ist Teil des Rituals. Jeder, der möchte, kann sich sein eigenes Bündel zusammenstellen. Beim rituellen Binden verbinden wir uns mit der Heilkraft der Pflanzen und der Kraft der Elemente Feuer und Erde. Erspüren Sie die Struktur der Pflanzenstängel. Sind sie glatt oder rau? Die Blüten können zart und zerbrechlich wirken oder fest und zäh. Nehmen Sie den Duft der Kräuter bewusst wahr. Sie flechten auch Ihre Anliegen mit ein, was sehr befreiend wirken kann. Die getrockneten Pflanzenstängel werden eng zusammengelegt und fest mit einer natürlichen Schnur zusammengehalten. Sie arbeiten sich vom »Griff« bis zur Spitze vor, über Kreuz, mit etwa zwei Zentimeter Schnurabstand und mehreren Zwischenknoten zur Stabilisierung des Bündels beim späteren Abbrennen. Zuletzt schneiden Sie im unteren Bereich die überstehenden Enden ab. Insgesamt sollte das handliche Bündel eine Länge von maximal 30 Zentimetern haben. Dieser gemeinschaftliche kreative Prozess leitet zum Höhepunkt des Rituals über.

Jeder hält seinen Räucherstick kurz ans Feuer, um ihn energetisch aufzuladen und seine Heilkraft zu stärken, wie es schon unsere Vorfahren taten. Die Pflanzenbündel werden keinesfalls ins Feuer geworfen, da sie sehr schnell verbrennen würden, sondern nur kurz an der Spitze angezündet und gleich wieder ausgeblasen. Sie glosen dann langsam vor sich hin. Pusten Sie bei Bedarf öfter darauf. Anschließend räuchern Sie sich ab. Sind Kinder anwesend, können Sie zu deren Sicherheit die Büschel auf einen Haselnussstecken schieben. So können sie die Kleinen an der Spitze leichter im Feuer entzünden und vorsichtig schwenken. Durch das gemeinsame Dufterlebnis werden Sie ganz präsent und nehmen das Umfeld viel intensiver wahr. Setzen Sie den Johanniskrautkranz auf und

BAUERNREGEL IM JUNI

Ist der Juni warm und nass,
gibt's viel Korn
und noch mehr Gras.

Die gebündelte Kraft der Räucherpflanzen ganz unkompliziert genießen.

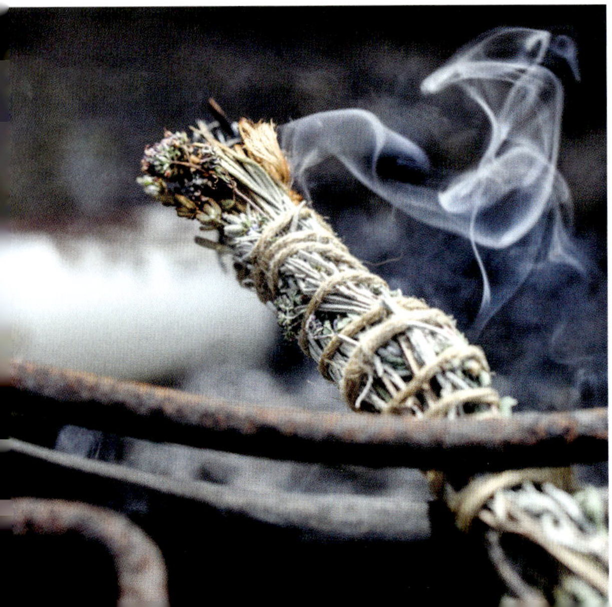

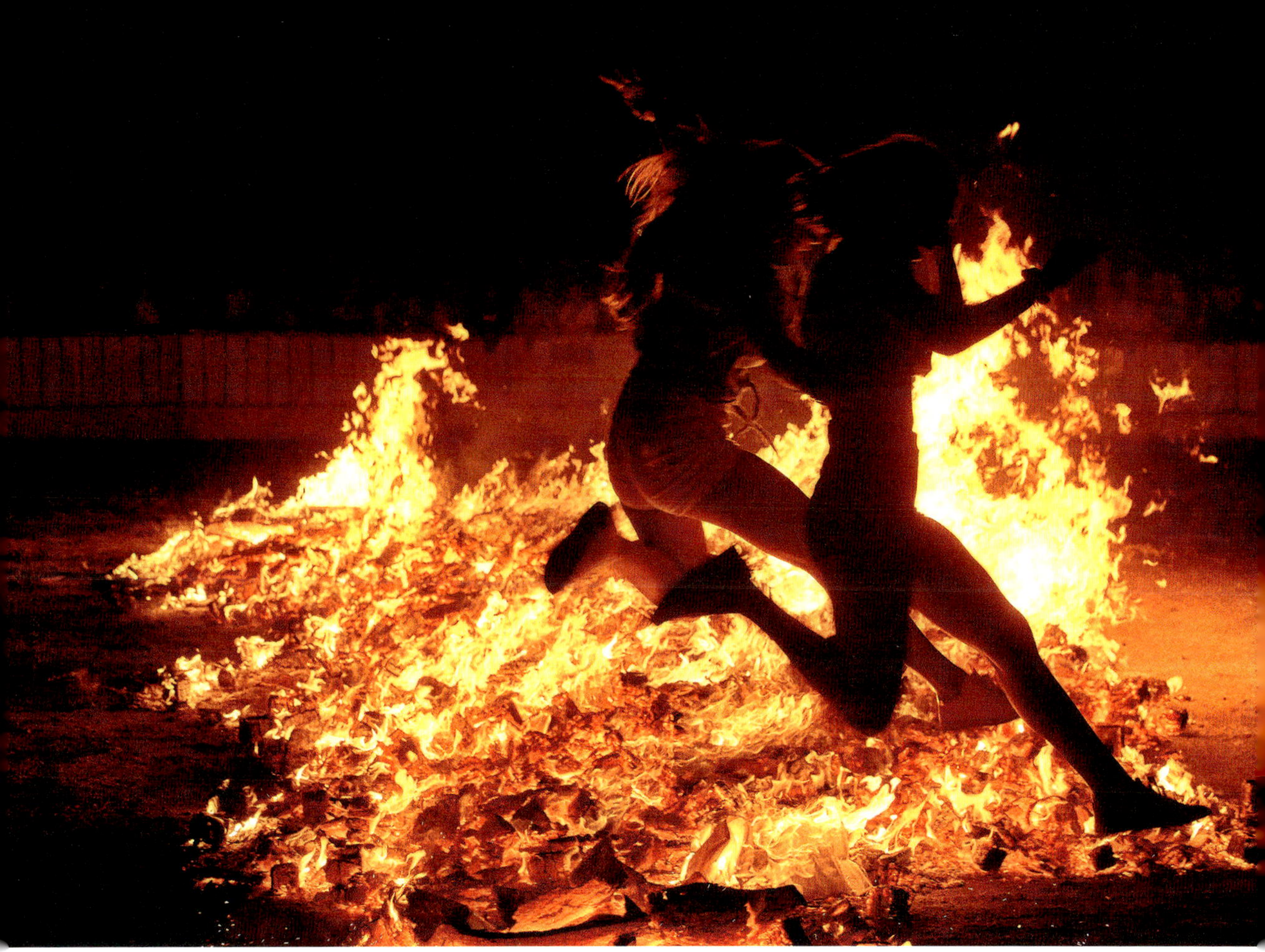

Beim archaischen Sprung übers Feuer durchströmt uns die Kraft der Flammen.

formulieren Sie einige Anregungen, was das Ritual bewirken soll, entweder in Gedanken oder laut. Dann reichen Sie den Kranz an den nächsten Gast weiter, der sich ebenfalls den Kranz aufsetzt und seine Gedanken äußert – und so weiter. Die fast heruntergebrannten Räucherbündel legen Sie am Rand der Feuerstelle ab, wo sie ausglimmen.

Schlägt das Feuer zur Sicherheit Ihrer Gäste keine hohen Flammen mehr aus, beginnt der abenteuerliche Teil des Abends: der Sprung über das Sonnwendfeuer. Jeder legt zuvor den Beifußgürtel an und setzt den Haarkranz aus Johanniskraut auf. Paare können gern gemeinsam und händchenhaltend springen, dann trägt einer den Gürtel und der andere den Kranz. Dieser rituelle Sprung hat nichts von seiner ursprünglichen Ausdrucksstärke verloren. Immer noch ist es ein Abstreifzauber, der Körper, Geist und Seele reinigt wie eine Therapie, Trost spendet und Hoffnung auf einen Neubeginn macht.

Nach dem letzten Sprung übergeben Sie zum Abschluss des Rituals den Beifußgürtel dem Feuer.

Genießen Sie den längsten Sommerabend des Jahres im Kreis Ihrer Liebsten bei leckeren Köstlichkeiten und interessanten Gesprächen am Lagerfeuer. Den Haarkranz bewahren Sie im Haus auf. An grauen Tagen erinnern Sie einige Knospen davon auf der Räucherschale an das Sonnwendritual mit Freunden und sorgen als natürliches Antidepressivum für gute Laune.

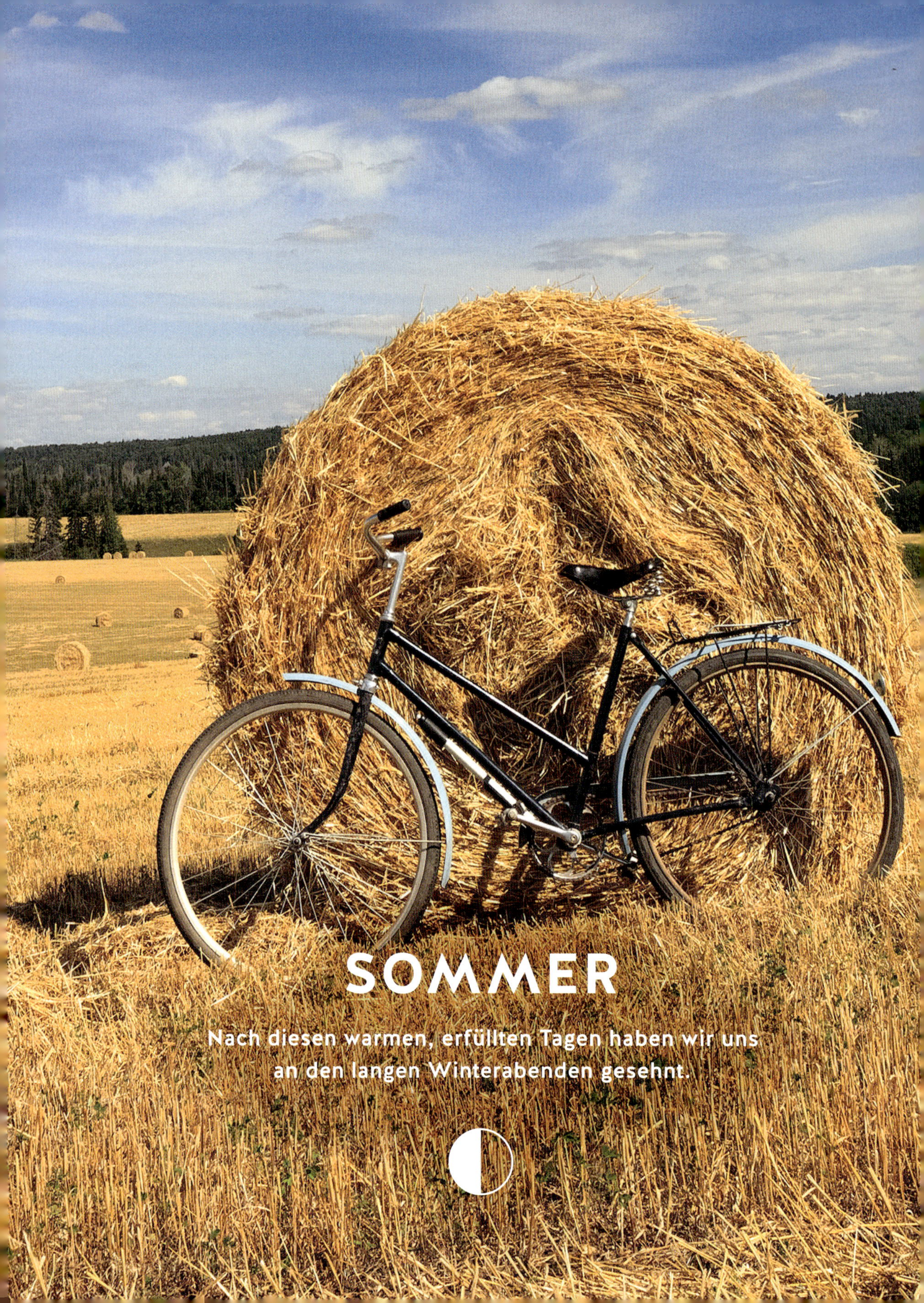

SOMMER

Nach diesen warmen, erfüllten Tagen haben wir uns an den langen Winterabenden gesehnt.

SOMMERMITTE

Uns zieht es hinaus ins Grüne. Wir genießen die lauen Sommerabende auf Bergfesten, vor Freiluftbühnen und in der Grillecke im Garten. Oder wir erklimmen Berggipfel, paddeln über Seen und laufen barfuß durchs Gras.

VERSAMEN, VOLLENDEN, VERVOLLKOMMNEN

Der Duft von Getreide liegt in der Luft. Dinkel, Weizen, Hafer sind herangereift, während andere Pflanzen noch etwas Zeit brauchen, um ihre Samen vollständig ausreifen zu lassen. Blaue Farbtupfer der Kornblumen und feurig rote Mohnblüten leuchten uns aus den Kornfeldern entgegen. Aber ihre Tage sind gezählt. Immer wieder überprüfen Bauern ihre Felder mit bangem Blick auf das Wetter, um den besten Zeitpunkt für die Ernte nicht zu verpassen. Sie haben gepflügt, gesät, gehegt und gepflegt und möchten den Lohn für ihre Arbeit einfahren. Kaum einer denkt an die Zeit zurück, als das ganze Dorf mit Sensen zur Kornernte aufbrach. Mit einem scharfen Schnitt wurden die reifen Halme schwungvoll geschnitten, gebündelt, auf Wagen zu den Scheunen transportiert und mit Dreschflegeln gedroschen. Heute erledigt der Mähdrescher all diese Arbeitsschritte in einem Arbeitsgang gleich auf dem Feld.

Schon bald überziehen goldgelbe Stoppelfeld-Teppiche die Landschaft. Darüber scheinen überdimensional große Scheiben und Rollen aus Stroh zu purzeln, die wie durch Zauberhand in der Bewegung erstarrt sind. Seltener findet man zu Blöcken gepresste Strohballen, die als natürliche Sitzgruppe zum Picknick einladen oder die sich als Rastplatz bei einer Fahrradtour mit den Kindern eignen. Diese Spielflächen auf Zeit sind hervorragend zum Herumtoben und Verstecken geeignet. Und wer gern bastelt, kann jetzt Strohhalme sammeln, die möglichst gerade sein sollten. Daraus werden in der Adventszeit Strohsterne und -engel für die Weihnachtsdekoration – ganz Geschickte stellen daraus Tiere oder Puppen her. Die natürlichen Halme überzeugen mit ihrem Glanz und der goldgelben Farbe.

MONDFEST • NORDEN

Zeitthemen:

- Wachstum und Fruchtbarkeit

Keltisch:

- Sommermitte – Lughnasad: 1. August

Christlich:

- Mariä Himmelfahrt: 15. August

Die Feuerkraft der Sommerhitze lässt die Farbenpracht der Pflanzen langsam verblassen und hin-

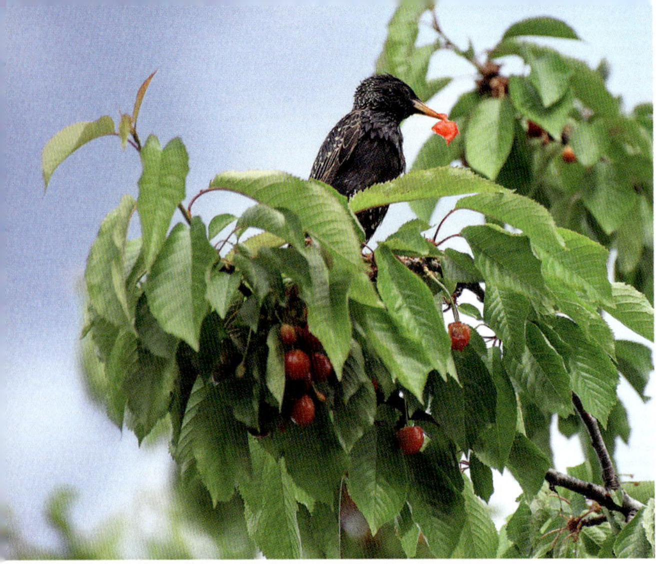

Stare naschen gern von den Früchten des Kirschbaums. Die reifsten Kirschen hängen ganz oben.

terlässt stellenweise ausgetrocknete Landstriche. Es überwiegen erdige Braun- und Beigetöne von vertrockneten Grashalmen, abgeernteten Feldern und Samenständen und das einheitlich dunkle Grün der Wälder. In den Gärten sieht es farbenfroher aus, denn viele Beerenfrüchte und Pfirsiche können jetzt geerntet werden. Ganze Vogelschwärme mit Staren und Amseln fallen über die Kirschbäume her und naschen von den süßen roten Früchten. Gärtner machen sich bei abnehmendem Mond über den Rückschnitt von Sträuchern und Hecken. Das Einkürzen wirkt jetzt nachhaltiger, da die Hauptwachstumsphase der Pflanzen nach der Sommer-Sonnenwende vorbei ist. Und auf Vogelnester muss keine Rücksicht mehr genommen werden. Denn die Jungen sind längst ausgeflogen.

BAUERNREGEL AN MARIÄ HIMMELFAHRT

Wie das Wetter am Himmelfahrtstag, so der ganze Herbst sein mag.

SAMMELLEIDENSCHAFT UND SOMMERLAUNE

Beim Waldspaziergang trifft man auf fleißige Sammler von Preisel- und Heidelbeeren. Früher waren hier Schulkinder in den großen Ferien unterwegs, um ihr karges Taschengeld aufzubessern. Heute sammeln vorwiegend Frauen, die ihre Familien mit Heidelbeer-Pfannkuchen und eingekochten Preiselbeeren verwöhnen möchten. Auch Pilzsammler sind unterwegs. Und einige Männer klauben die harzreichen Zapfen der Nadelbäume vom Boden auf, als vollwertigen Ersatz für Grillkohle. Das verleiht ihrem Grillgut einen besonders rauchigen, herzhaften Geschmack. Im Wald verströmen Harze ihren würzigen Duft. Räucherfreunde müssten gar nicht lange suchen, um ihr Glas mit würzigem »Waldweihrauch« (siehe Seite 43) zu füllen. Aber auf Harzsammler trifft man selten im Wald.

In Bayern beginnen endlich die Sommerferien und damit die Hauptreisezeit. Diese unbeschwerten Sommertage kosten wir aus, so gut es geht. Auf den Campingplätzen und in den Gärten wird wieder bis in die Nacht hinein gegrillt. Unter dem Sternenhimmel zählen wir vergnügt die Sternschnuppen und rätseln, wo sich unsere Sternbilder gerade am Himmel befinden. Die leise Vorahnung, dass der Sommer bald zu Ende geht, wollen wir gar nicht wahrhaben, obwohl wir den Herbst an manchen Tagen schon riechen können.

In der keltischen Mythologie ließ Lug, der Leuchtende, mit seiner feurigen Kraft Früchte und Samen zur Vollendung reifen. Gerade Brennnesselsamen speichern diese glühende Kraft und lassen

BAUERNREGEL IM AUGUST

Stellt im August sich Regen ein, so regnet's Honig und guten Wein.

Männer feurig in der Liebe werden. Das Schnitterinnenfest Lughnasad war ein Fest des ersten Brotes. Die Göttin stellte man sich mit einer Sichel bei der Ernte der reifen Getreideähren vor. Getreide war für die Menschen überlebenswichtig. Das erste Brot aus frischem Korn hatte eine ganz besondere Bedeutung. Es symbolisierte den ewigen Kreislauf des Lebens. Deshalb wurde es zum Gebildebrot mit einem magischen Symbol geformt, wie einer Spirale oder einer Sonne. In Bayern ist es übrigens auf dem Land vielerorts noch üblich, zum Dank jedes Brot vor dem Anschneiden mit dem Kreuzzeichen zu segnen.

EIN SEGENSREICHES BÜSCHEL

Im christlichen Jahreskreis erinnert am 1. August die Petri Kettenfeier an die Legende, dass dem Apostel Petrus in Gefangenschaft ein Engel in Lichtgestalt erschien und daraufhin seine Ketten abfielen. Doch weitaus bedeutsamer ist der Mariä-Himmelfahrts-Tag am 15. August. Er ist gleichzeitig der Beginn der »Frauendreißiger«, die am Gedenktag der »Sieben Schmerzen Mariens« am

Viele Monate reift das Korn auf dem Acker, bevor es zu Mehl vermahlen und zu Broten geformt werden kann.

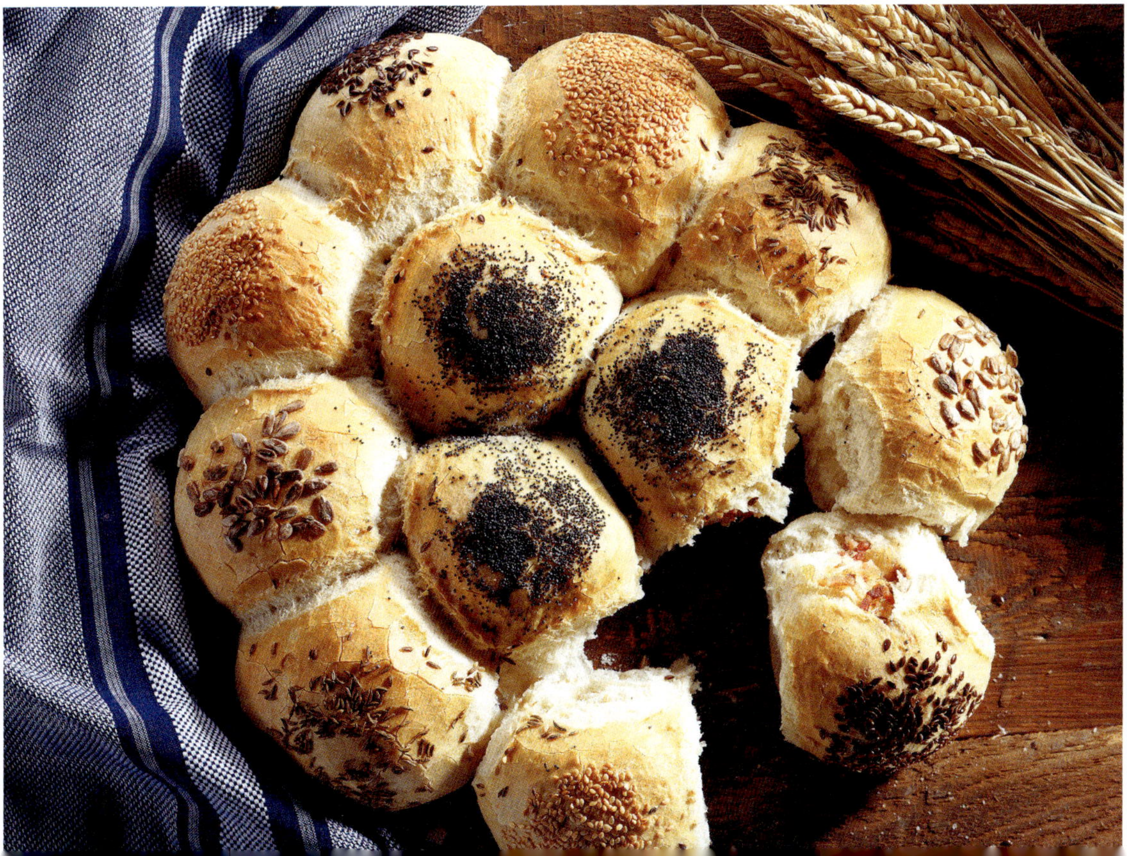

15. September enden. Nach altem Volksglauben ist die Natur in dieser fruchtbaren Zeit besonders gesegnet. Wildfrüchte und Heilkräuter konnten in den zurückliegenden Wochen unter dem Einfluss von Sonne, Mond und Regen ihre heilsamen Inhaltsstoffe optimal anreichern: ätherische Öle, Bitter- und Gerbstoffe, Vitamine, Glykoside, Pflanzenschleime und andere. Wie schon vor Hunderten von Jahren sammeln deshalb auch moderne Frauen Heilpflanzen für ihre Hausapotheke und den Teevorrat. Man kann mit einer Gartenschere schneiden, aber der Schnitt mit einer Sichel zur Sommermitte macht die Ernte zu einem besonderen rituellen Akt. Vor allem im Hinblick darauf, wenn die Kräuter später für ein Ritual verwendet werden.

In den Korb wandern natürlich viele bewährte Frauenkräuter zur Linderung von Menstruationsbeschwerden, Krämpfen, Entzündungen, zur Begleitung der Schwangerschaft, Stillzeit und zur Stoffwechselregulierung in den Wechseljahren. Sie sind auch Bestandteil des Kräuterbüschels, das traditionell beim Gottesdienst an Mariä Himmelfahrt geweiht wird.

Viele Pflanzen warten nun darauf, Teil Ihrer duftenden Räuchermischung zu werden.

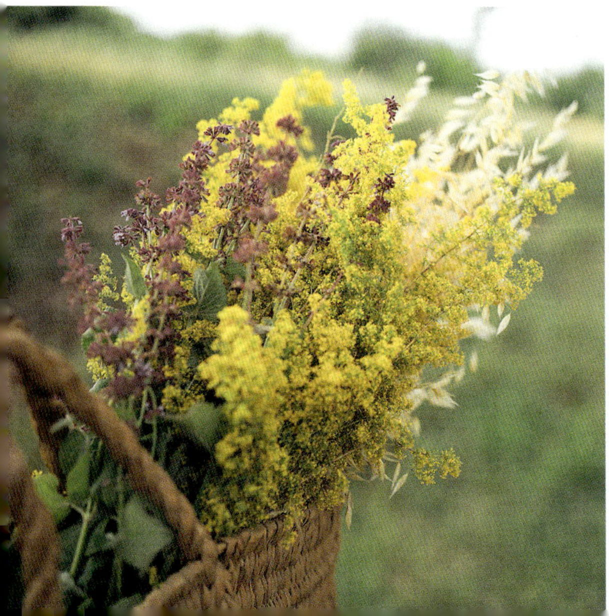

BAUERNREGEL IM AUGUST

Augustregen wirkt wie Gift, wenn er die reifenden Trauben trifft.

Mariä-Himmelfahrts-Kräuterbüschel

Beim Binden dieses Büschels muss einiges beachtet werden, vor allem die magische Anzahl der Kräuter. Als Zepter und Symbol für die Gottesmutter Maria bildet eine Königskerze, Lilie oder Rose den Mittelpunkt. Auch einige Kornähren gehören in das Kräuterbüschel, zum Dank für das tägliche Brot. Dazu kommen Alant, Arnika, Baldrian, Beifuß, Eisenkraut, Frauenmantel, Gänsefingerkraut, Holunder, Johanniskraut, Kamille, Liebstöckel, Mädesüß, Margerite, Mariengras, Pfefferminze, Rainfarn, Ringelblume, Salbei, Schafgarbe, Thymian, Wacholder, Wegwarte, Weinraute, Weißdorn oder Wermut – je nachdem, was Garten, Feld und Wiese so hergeben. Sieben Pflanzen symbolisieren die Planetenkräfte oder die Schmerzen Marias, neun die heilige Zahl der Kelten und Germanen, zwölf steht für die Apostel. Mittlerweile können es 15, 19, 66, 72, 77, sogar bis zu 99 Pflanzen sein. Wer möchte, kann das Kräuterbüschel selbst mit Weihrauch oder einem heimischen Harz weihen. Dafür wird es mit ein paar segnenden Worten kurz über den Rauch gehalten.

Ein Mariä-Himmelfahrts-Kräuterbüschel eignet sich nicht als Räucherbündel, da es zu locker gesteckt ist. Es dient das ganze Jahr über als Haus-

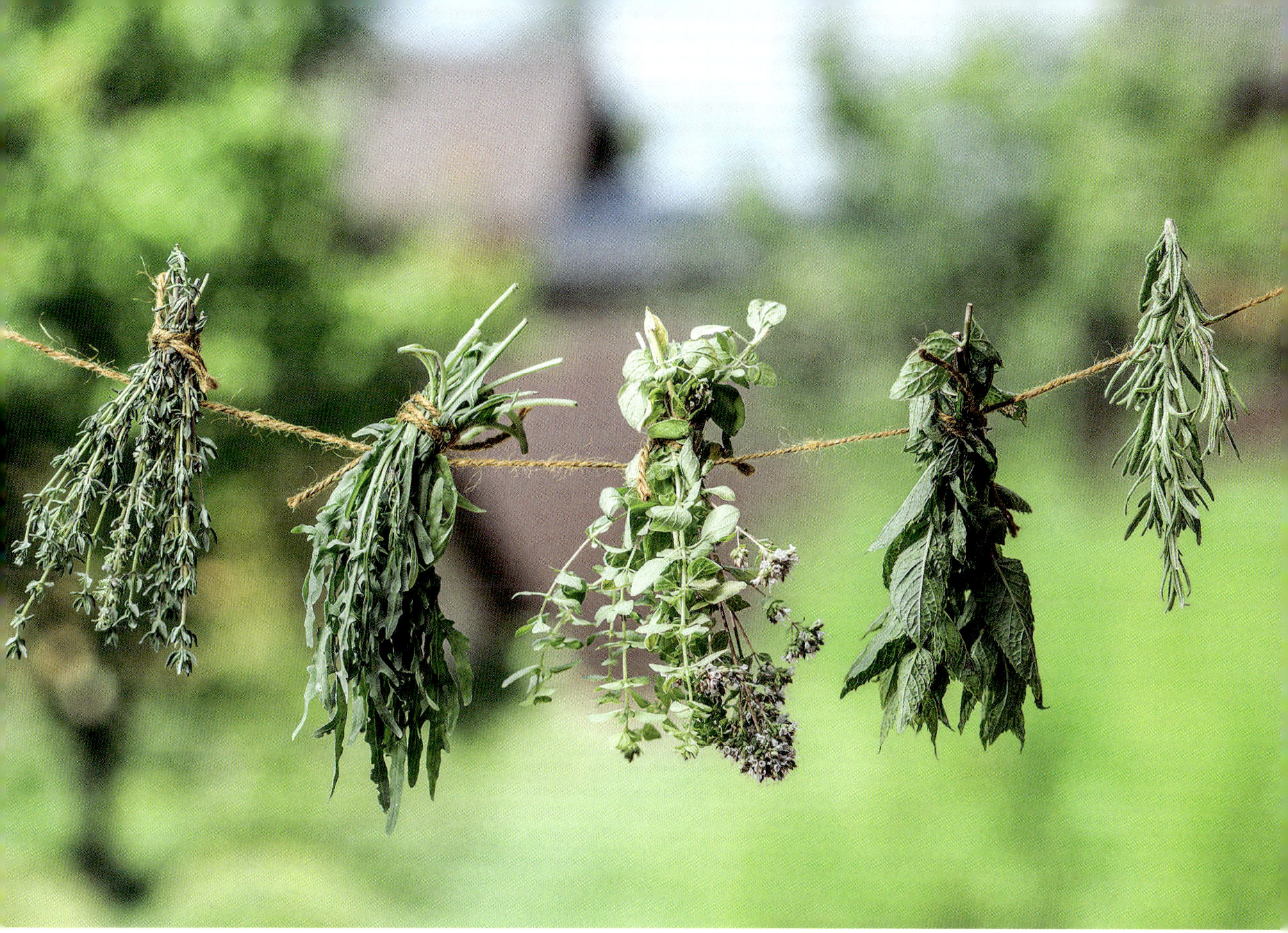

Gebündelt an einer Leine lassen sich Räucherpflanzen platzsparend an einem schattigen Ort trocknen.

apotheke, als magische Abwehr im Herrgottswinkel gegen böse Mächte und als Räucherwerk bei Gewitter, in den Raunächten und bei anderen Ritualen. Dafür werden je nach Verwendungszweck einfach die entsprechenden Kräuter herausgezupft. Im nächsten Jahr wird ein frisches Kräuterbüschel gebunden, da die Wirkung der Pflanzenkräfte nachlässt.

Einige »Frauenkräuter« wirken bei Räucherritualen für Frauenthemen unterstützend. Wir Frauen haben heilende Energien in uns, die wir dabei wecken und verstärken können. Dazu gehören die weibliche Intuition, mediales Wissen, Inspiration, der Mut für Übergänge im Leben, auch körperliche oder beängstigende Veränderungen im Frau-Sein. Ein Ritual für Frauenanliegen bei Voll- oder Neumond wirkt besonders kraftvoll und klingt länger nach. Denn der Mond gilt als Symbol vieler weiblicher Fähigkeiten. Wir fühlen uns oft auf natürliche Weise mit ihm verbunden.

BAUERNREGEL AN MARIÄ HIMMELFAHRT

Um Maria Himmelfahrt,
das wisse, gibt es schon
die ersten Nüsse.

RÄUCHERPFLANZEN FÜR DIE SOMMERMITTE

Für manche Lebensabschnitte brauchen wir Mut und Unterstützung. Räuchern begleitet den Aufbruch zu neuen Ufern. Im Leben einer Frau passen viele Ereignisse und Reifungsphasen zum Wandel im Jahreskreis. Nach der Geburt und dem Ende des kindlichen Heranwachsens beginnt mit der Menstruation die Phase des Fruchtbarseins. Es folgen Reife, Wechseljahre bis hin zum Altern.

Echtes Mädesüß

(Filipendula ulmaria)

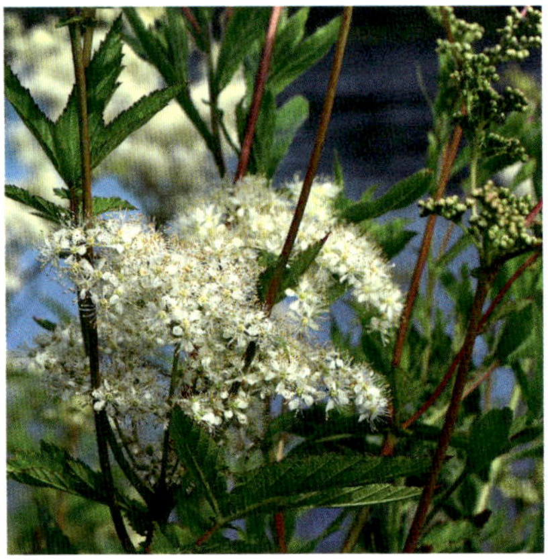

VERWENDETE PFLANZENTEILE: Blüten • seltener Blätter und Triebspitzen

WIRKUNG: vernichtet Krankheitskeime • unterstützt Übergänge aller Art • hilft beim Loslassen • fördert Intuition und Traumarbeit • Ritualpflanze für junge Mädchen

Am häufigsten wurde Mädesüß als Ritualpflanze für den Übergang in einen neuen Lebensabschnitt eingesetzt. Besonders für junge Mädchen, die zur Frau werden, für einen Neuanfang, bei Wohnortwechsel oder Schulbeginn. Es fördert auch die Intuition. Seine Blüten duften nach Marzipan. Deshalb hat man es jahrhundertelang als duftendes Streugut für den Boden verwendet. Mädesüß gilt auch als Heilpflanze des Milchviehs. Euter wurden abgeräuchert oder mit seinem Absud abgewaschen. Im Volksglauben zieht Mädesüß das Glück an.

Räuchermischung für Übergang (Frauenthemen) – »Wegbegleiter«

1 Teil Beifuß • 1 Teil Frauenmantel • 1 Teil Holunder • 1 Teil Mädesüß • 1 Teil Weißdorn • 1 Teil Bernstein

Weitere Räucherkräuter für Übergang (Frauenthemen): Alant, Eisenkraut, Goldrute, Johanniskraut, Kamille, Klatsch-Mohn, Mariengras, Myrte, Ringelblume, Rosmarin, Salbei, Schneeheide, Wacholder, Weißdorn, Wermut; Dammar

Weißdorn

(Crataegus monogyna)

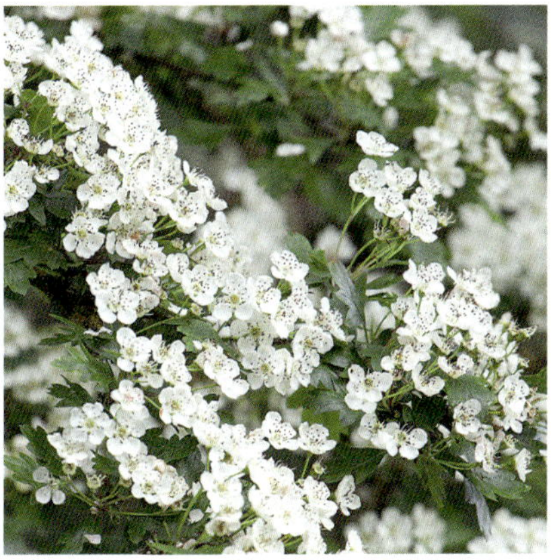

VERWENDETE PFLANZENTEILE: Knospen • Blüten • Blätter • Früchte

WIRKUNG: sprengt eisige Ketten • sorgt für die nötige Ruhe, um Vergangenes zu reflektieren • weitet das Herz • hilft beim Loslassen • unterstützt beim Überwinden von Schicksalsschlägen • für Neubeginn

Weißdorn war ein heiliger Häuptlingsbaum der Kelten. Auf das Fällen eines Weißdorns stand die Todesstrafe, denn er galt als Zuhause der guten Feen. Ende des 19. Jh. wurde er wissenschaftlich untersucht. Seither ist seine Wirkung auf Herz- und Kreislauferkrankungen medizinisch anerkannt. Bis ins 18. Jh. gab es noch einen Abstreifzauber. Die dornenreichen Äste des Weißdorns wurden zum Tor zusammengebunden. Erkrankte Menschen und auch Tiere krochen hindurch, um ihre Krankheit abzustreifen.

Gewöhnlicher Frauenmantel

(Alchemilla vulgaris)

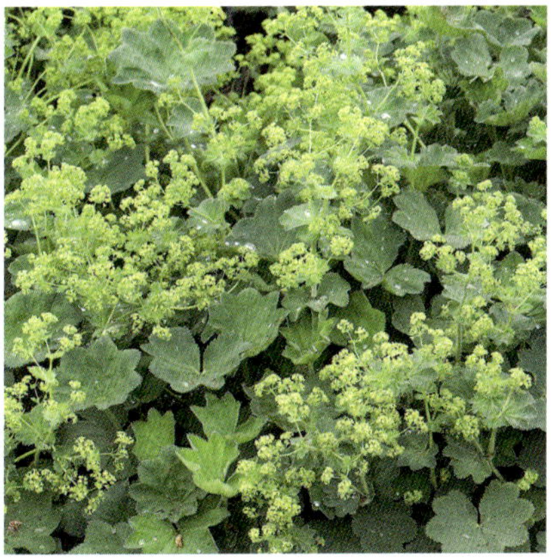

VERWENDETE PFLANZENTEILE: blühendes Kraut

WIRKUNG: schützend • fördert die Kreativität und Schaffenskraft • unterstützt die weibliche Intuition • für Liebes- und Fruchtbarkeitsrituale • verbindet uns mit den weiblichen Kräften • heilend • fördert die Sanftmut, Weiblichkeit

Frauenmantel regt uns beim Räuchern zum kreativen Schaffen an. Wir bekommen Lust, etwas zu gestalten, die Wohnung zu verändern, Pläne für die Gartenanlage zu entwerfen, das Gartentor zu streichen, Dinge in Angriff zu nehmen, die wir schon immer mal machen wollten. Auch andere Aspekte unserer Weiblichkeit, wie Intuition oder Einfühlungsvermögen, werden unterstützt.

Tipp: Räucherzopf

Jeweils zehn lange Halme Mariengras werden in drei Strängen zum Zopf geflochten. Ist dieser ganz durchgetrocknet, wird er an einem Ende angezündet und wieder ausgeblasen. Er verströmt einen herrlichen Cumarinduft, der an eine Heuwiese erinnert und das Herz öffnet. Süßgraszöpfe gehören vor allem zur indianischen Räuchertradition.

Einstimmung auf die Jahreszeit – Frau sein

- *Auf welche Art und Weise wünsche ich mir Veränderung in meinem Leben? Wo sollte ich einen Schnitt wagen, damit ein neuer Abschnitt beginnen kann?*
- *Wie dankbar bin ich für die Früchte dieser Erde, für das Erlebte, für meine Beziehungen zu anderen?*
- *Was sollte in meinem Leben noch reifen? Finde ich den richtigen Zeitpunkt oder bin ich oft zu ungeduldig?*
- *Wo wird mein Frau-Sein eingeschränkt? Wie kann ich das ändern und zur urweiblichen, erdverbundenen Kraft zurückfinden?*
- *Was erfordert meine ganze Kraft, meinen Mut, meine Verantwortung?*
- *Kann ich mich weiterhin auf mein Bauchgefühl verlassen und die lebendige Vielfalt meiner Weiblichkeit leben?*

KRAFTORT »WEISSDORN«

Jede Veränderung bietet gleichzeitig eine neue Chance. Einen neuen Weg einzuschlagen ist jedoch nicht immer leicht. Wenn wir vor einer Wegkreuzung im Leben stehen, die unseren ganzen Mut erfordert, können wir die Entscheidungsfindung mit der Räuchermischung »Wegbegleiter« unterstützen oder ein Weißdornritual zelebrieren. Manche Lebensthemen bewältigt frau gern allein. Bei Frauenthemen hat sie lieber die Unterstützung der besten Freundin oder einer ganzen Frauengruppe. Es kommt auf die jeweilige Situation an. Auch bei diesem Ritual. Entscheiden Sie vorab, wie Sie es durchführen möchten.
Backen Sie gern? Wie wäre es mit einem Gebildebrot für Ihr Ritual? Das wäre der perfekte Einstieg, insbesondere in einer kleinen Gruppe. Ersatzweise können Sie auch einen Laib oder eine Scheibe Brot mithilfe essbarer Blüten und Kräuter mit einem Sonnen- oder Fruchtbarkeitssymbol verzieren. In den Korb für das Ritual packen Sie außerdem die Grundausstattung zum Räuchern: Schale, Sand, Kohle, Feuerzeug, Zange oder Löffel. Als Räucherwerk eignet sich die Mischung »Wegbegleiter«, ein Mariä-Himmelfahrts-Kräuterbüschel oder einige Frauenkräuter. Dazu passen Bernstein,

BAUERNREGEL AN MARIÄ HIMMELFAHRT

*Wer Rüben will
recht gut und zart, sä' sie an
Mariä Himmelfahrt.*

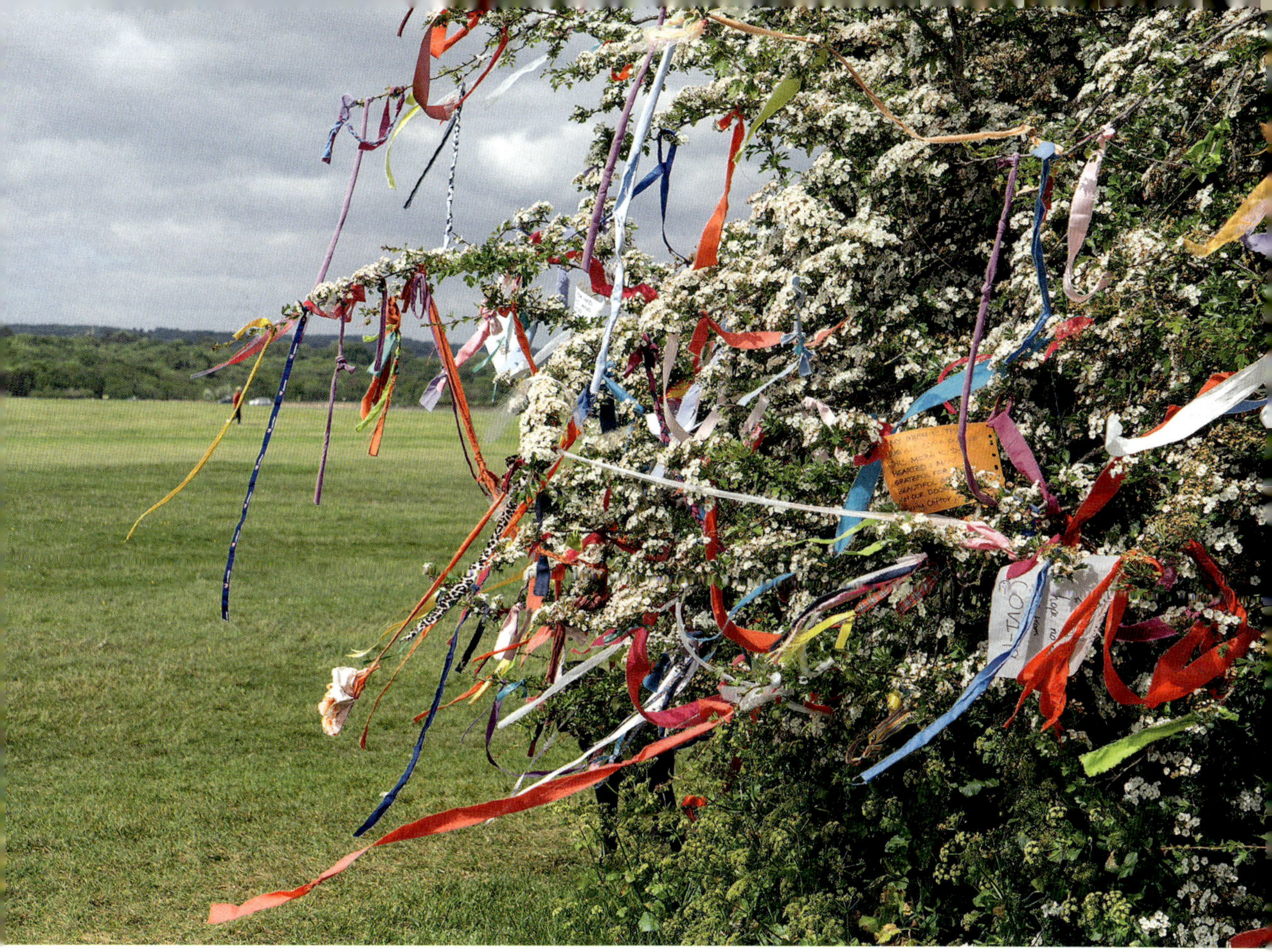

Bei Schicksalsschlägen schenkt ein Weißdornritual neuen Lebenswillen und Kraft für einen Neubeginn.

Dammar oder Fichtenharz. Heute brauchen Sie noch eine Decke, eine Flasche Wasser und ein Band, das Sie als Geschenk zurücklassen werden. Sie könnten mehrere bunte Bänder zu einem Zopf flechten, etwas Spitze abschneiden, einen Mini-Schal häkeln oder ein Tuch auswählen, ganz nach Ihrer Intuition.

Das Ritual wird bei einem Weißdorn zelebriert. Wenn Sie keinen Garten mit dem »Hagedorn« besitzen, halten Sie am besten bei einem Ihrer Spaziergänge schon vorab Ausschau nach einem geeigneten Strauch. Ersatzweise wählen Sie eine Eiche oder einen Apfelbaum. Eichen sind enorme Energieträger. Der Apfelbaum steht für Fruchtbarkeit und Leben und gilt als weiblich. Weißdorn ist dennoch für dieses Ritual die erste Wahl. Früher trug man schützende Amulette aus Weißdornholz oder steckte Zweige an die Stalltüren und Haustüren. Er zählte zu den Häuptlingsbäumen der keltischen Mythologie und war der Baum der weißen Göttin. In Irland, Wales und Schottland sind die heiligen Weißdornbäume bis heute Pilgerstätten. Menschen bringen ihre Sorgen und Anliegen vor mit der Bitte um Unterstützung und binden als Dankesopfer ein Band an einen Zweig. Heute wird der Weißdorn Ihr persönlicher Wunschbaum!

RITUAL »HERZENSANGELEGENHEIT«

Wenn Sie bei Ihrem Kraftort angekommen sind, breiten Sie zunächst die Decke aus. Dann stellen

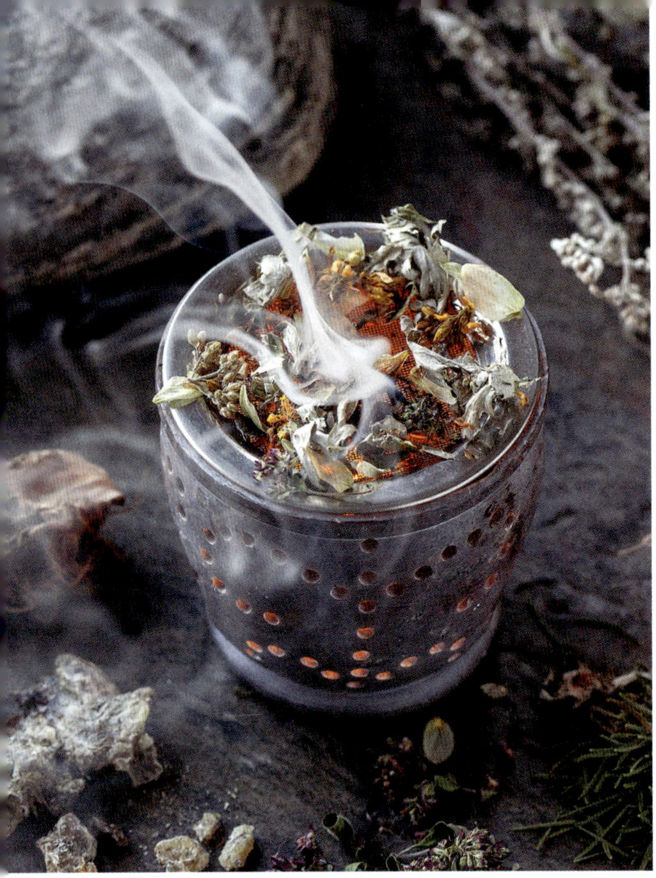

Harze geben krautigen Räuchermischungen eine kräftige, würzige Note.

Sie die Räucherschale feuersicher auf und entzünden die Kohle, damit sie vorglühen kann. Legen Sie Räucherwerk und Wasserflasche griffbereit daneben. Das Ritual beginnt mit einer Gabe für den Wunschbaum. Gießen Sie etwas Wasser auf die Erde vor dem Weißdorn und bitten Sie um Unterstützung bei Ihrem Anliegen, entweder allein oder abwechselnd mit den anderen Teilnehmerinnen. Das Wasser symbolisiert Ihre Sehnsucht nach der Erfüllung Ihrer Träume, nach einem positiven Wandel. Es sickert zu den Wurzeln in der Erde, macht sie fruchtbar, nährt den Baum, verwandelt sich, löst sich auf und nimmt doch irgendwann wieder im ewigen Kreislauf seine ursprüngliche Form an. Räuchern Sie sich mit einem Harz kurz ab. Die nächsten haptischen Eindrücke werden Sie erden. Ihre Wahrnehmung verändert sich. Sie pflücken passende Kräuter aus dem Kräuterbüschel, zerbröseln sie zwischen den Fingerspitzen, riechen die ätherischen Öle, streuen sie auf die glühende Kohle und erleben, wie sie sich zu heilsamem Rauch transformieren. Thymian stärkt das Urvertrauen in Ihre weiblichen Qualitäten. Kamille und Ringelblume wirken heilend. Johanniskraut beruhigt schwache Nerven. Beifuß, Salbei, Mädesüß, Schafgarbe und Frauenmantel sind unentbehrlich für uns Frauen. Eisenkraut und Holunder unterstützen den Wandel. Die Kornähren aus dem Kräuterbüschel stehen symbolisch für den richtigen Zeitpunkt der Ernte. Streuen Sie einige Körner auf die Kohle. Auch die Räuchermischung können Sie vor dem Auflegen zwischen den Fingern zerreiben. Zwischendurch geben Sie immer wieder Harze dazu. Der Räuchervorgang lässt Sie nach und nach in den Rhythmus der Natur eintauchen. Unser Herz wird bereit dafür, Hilfe anzunehmen, wenn es notwendig ist.

BAUERNREGEL IM AUGUST

Bringt der August viel Gewitter,
wird der Winter kalt und bitter.

Wie sieht es mit Ihrer persönlichen Ernte aus? Welche Projekte sind gereift und sollten mit einem glatten Schnitt zum Abschluss gebracht werden? Wagen Sie den Neuanfang. Weg mit den alten Zöpfen! Nehmen Sie den Augenblick bewusst wahr. Es duftet nach würzigen Kräutern, nach Harz

und Sommer. Blicken Sie dem aufsteigenden Rauch nach und schicken Sie Ihr Herzensanliegen und Ihre Gebete hinterher. Was bedrückt Sie? Welche Probleme möchten Sie entsorgen? Wofür brauchen Sie Unterstützung?
Nehmen Sie jetzt Ihr Geschenk zur Hand und segnen Sie es über dem Rauch. Dann binden Sie das Band mit einem festen Knoten an einen Ast. Möge Ihr Wunsch in Erfüllung gehen! Räuchern Sie sich noch einmal ab. Gießen Sie zum Abschluss erneut etwas Wasser an die Wurzeln des Weißdorns. Das Ritual ist damit beendet. Sie fühlen sich befreit, geschützt und geborgen.
Sie können es sich auf der Decke gemütlich machen, das Brot verzehren und das Wasser trinken. Erspüren Sie die stärkende Kraft des Rituals. Sie brechen mit klarem Geist zum Heimweg auf. Und immer wenn Ihnen in den darauffolgenden Wochen danach ist, können Sie an den Kraftort zurückkehren und sich an Ihrem Band erfreuen.

Getrocknet helfen die Blüten, Blätter und Früchte des Weißdorns bei vielerlei Herzbeschwerden.

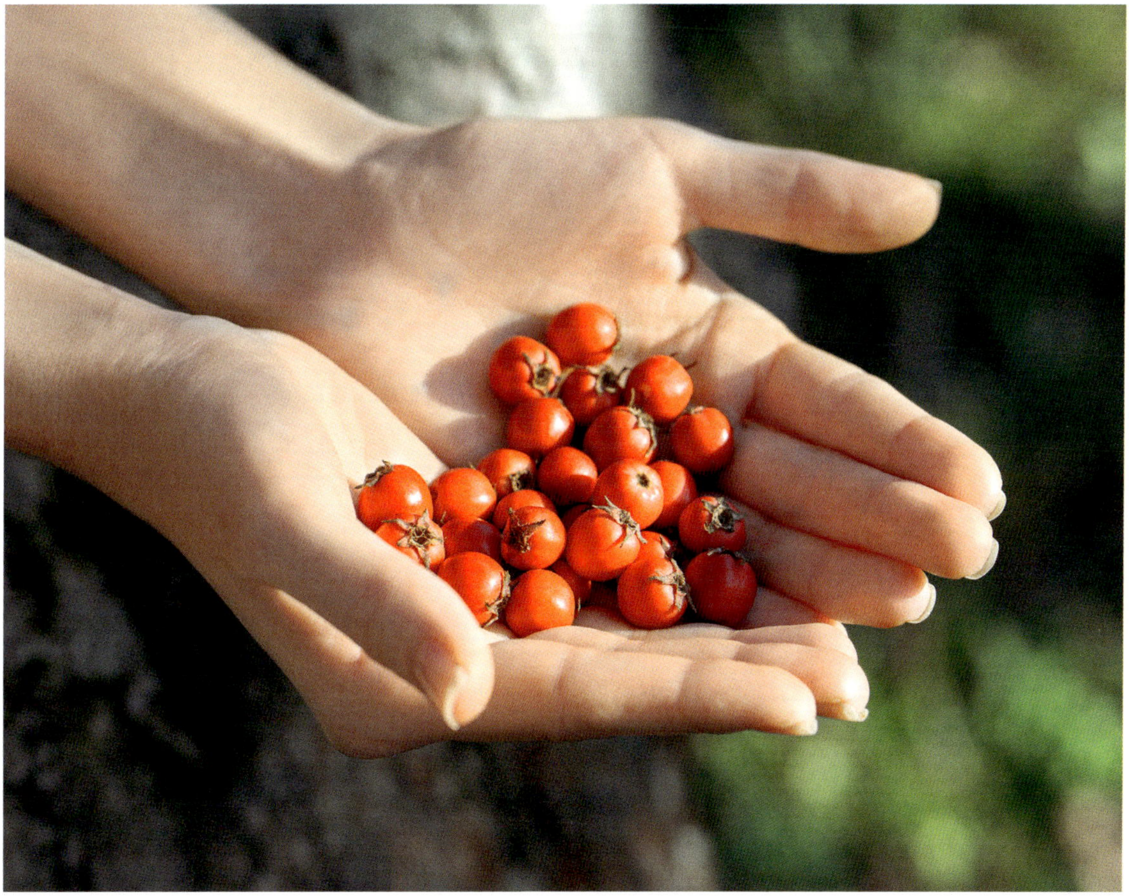

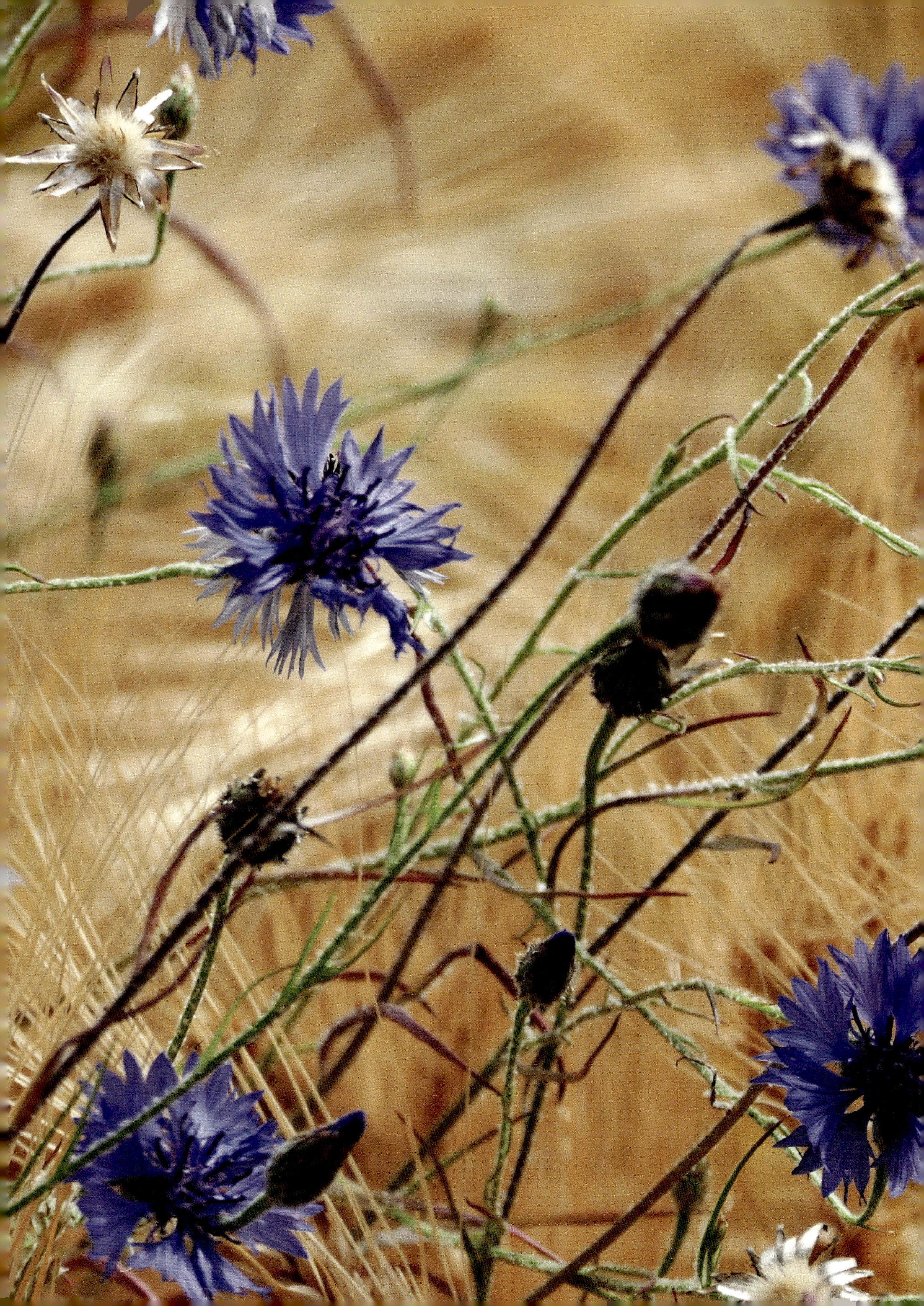

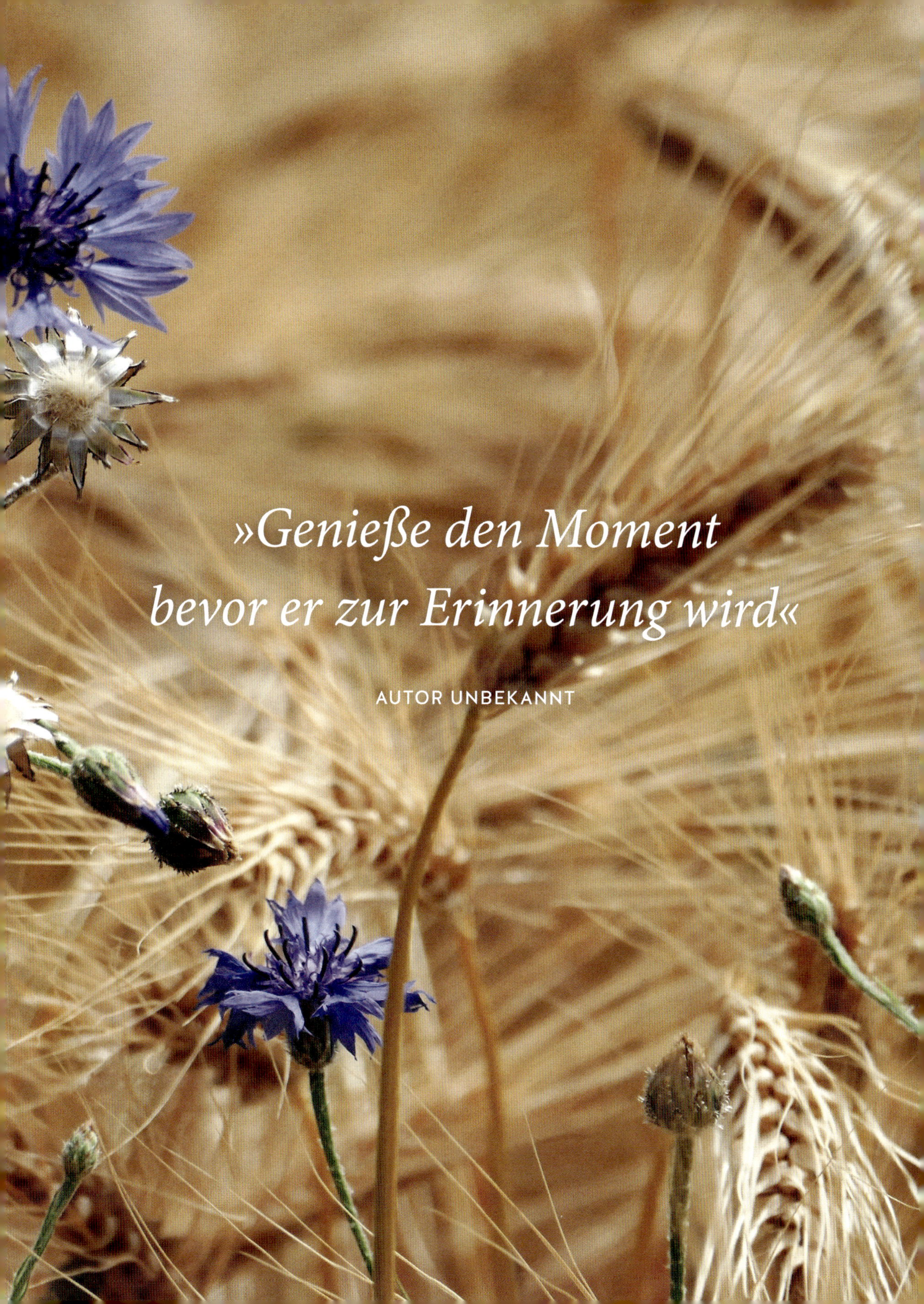

»Genieße den Moment
bevor er zur Erinnerung wird«

AUTOR UNBEKANNT

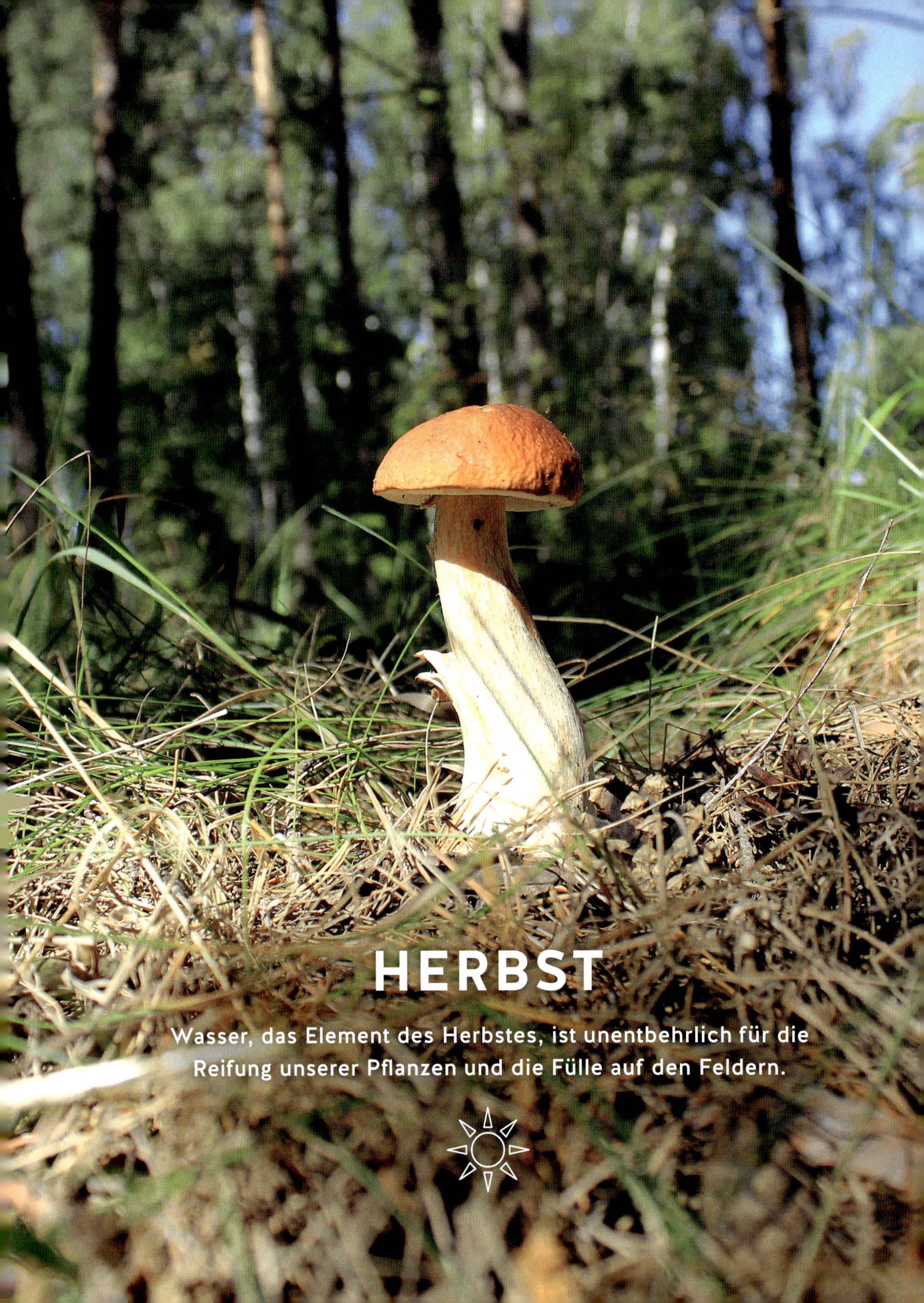

HERBST

Wasser, das Element des Herbstes, ist unentbehrlich für die Reifung unserer Pflanzen und die Fülle auf den Feldern.

HERBST-TAGUNDNACHTGLEICHE

Es duftet nach Erde, Stroh, welkem Laub und würzigen Pilzen. Man kann den Herbst deutlich riechen. Nach einem arbeitsreichen Jahr im Garten und auf dem Feld mit Säen, Jäten, Düngen und Gießen kommt nun der Lohn: die Ernte des Jahres

HERBSTLICHE FÜLLE

Die großen Ferien neigen sich dem Ende zu. Bald beginnt ein neues Schuljahr oder ein neues Semester. Aber daran denken Schüler und Studenten jetzt lieber noch nicht. Für Freizeitsportler und Ausflügler ist der Frühherbst eine der schönsten Jahreszeiten. Die stechende Hitze des Sommers geht tagsüber langsam in eine angenehme Wärme über, die wie geschaffen ist zum Wandern und für längere Radtouren. Wir verbringen möglichst viel Zeit in der freien Natur oder genießen geselliges Treiben bei einem guten Essen und Musik. An den Südhängen der Weinberge speichern die Mauern aus Natursteinen die warmen Sonnenstrahlen bis in die Abendstunden. Die Rebstöcke hängen voller reifer Weintrauben. Bald kann die Weinlese beginnen. Dann zieht es viele Weinliebhaber zu den Festen in die Weinanbauregionen.

Auch in den Biergärten herrscht reger Betrieb. Während Kinder begeistert bunte Blätter, Nüsse und Kastanien sammeln, laben sich die Erwachsenen mit einer frisch gezapften Maß unter den farbenfroh gefärbten Baumkronen. Aber die Nächte werden deutlich kälter. Wirte legen bereits Decken für ihre Gäste in den Straßencafés auf. Und Säugetiere legen sich eine wärmende Fettschicht zu unter dem Pelz, um sich für den nahenden Winter zu wappnen.

SONNENFEST • WESTEN • WASSER

Keltisch:

- Herbst-Tagundnachtgleiche – Mabon: 21.09.

Christlich:

- Erntedankfest: 1. Sonntag im Oktober

Fülle, wohin das Auge blickt! Die meisten Gemüsearten und Früchte haben ihren höchsten Reifegrad und damit auch ihren optimalen Geschmack erreicht. Bei abnehmendem Mond geerntet, bewahren sie ihre Inhaltsstoffe und bleiben länger frisch. In den Wurzeln haben sich den ganzen Sommer über wertvolle Inhaltsstoffe angereichert. Räucherliebhaber graben jetzt die Wurzeln von Alant, Baldrian, Beifuß, Engelwurz und Meisterwurz aus für ihren Räuchervorrat. Hobbygärtner pflücken sorgfältig Samenstände alter Sorten ab und bewahren sie für die nächste Aussaat im Frühling auf. Einige Sonnenblumen halten wir für die Wintermonate als Vogelfutter zurück.

Sammeln sich die Zugvögel für ihre lange Reise in den Süden, heißt es, rechtzeitig einige reife Beeren der Eberesche zu ernten, bevor ein Schwarm reiselustiger Stare hungrig darüber herfällt. Wir holen uns die Wildbeeren-Kräfte ins Haus, um unseren Vitaminhaushalt für den Winter zu sichern. Die feurig roten Früchte von Eberesche, Wildrose und Kornelkirsche kochen wir zu Marmelade und Gelee ein. Leuchtend orangefarbener Sanddorn und dunkelvioletter Holunder werden zu vitaminreichen Säften. Würzige Pilz- und Kürbisgerichte, Äpfel, Nüsse und Samen sorgen für Abwechslung auf dem herbstlichen Speiseplan. Einige getrocknete Wildfrüchte legen wir zum Räuchern beiseite. Sie werden später einigen Räuchermischungen den besonders fruchtigen Duft verleihen.

EIN FEUERWERK AN FARBEN

Bauern säen das Wintergetreide aus. Dann ist die Feldarbeit für dieses Jahr getan. Einige Getreidehalme bleiben auf den Feldern als Opfergabe.

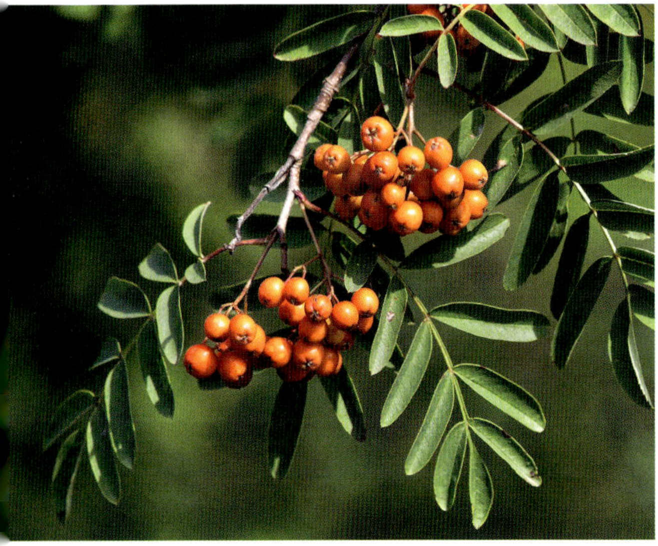

Getrocknete Wildfrüchte wie Vogelbeeren verbreiten eine fruchtige Note auf dem Räuchersieb.

BAUERNREGEL IM SEPTEMBER

Donnert's im September noch, wird der Schnee um Weihnacht hoch.

Nach der erfolgreichen Ernte ist es angemessen, sich für die Schätze der Natur zu bedanken. In den Kirchen treffen sich engagierte Frauen und schmücken die Altäre für die Erntedankfeiern mit Kronen aus Kornähren, mit Kürbissen, Körben mit Früchten, Blumen, Schalen mit Getreide, Nüssen und Brotlaiben. Bei einem festlichen Gottesdienst segnet der Priester die Gaben mit Weihrauch.

Orange, Goldgelb, Braun – das sind die Farben im Jahreskreis. Die Herbstsonne verleiht der Landschaft einen warmen, goldenen Glanz. Bevor die Laubbäume ihre Blätter abwerfen, schlüpfen sie in ein buntes Blätterkleid. Es ist ein letztes Aufbäumen vor dem Abschied.

Der Übergang im Kreislauf des Jahres hin zu langen Nächten, zur Dunkelheit, zum Tod ist spürbar. Nur an zwei gegenüberliegenden Tagen im Jahreskreis halten sich Tag und Nacht die Waage, heute und zur Frühlings-Tagundnachtgleiche. Wir würden nur zu gern an der alten Form festhalten, aber würden die Trauben zu lange am Rebstock hängen, würden sie verfaulen. Das Jahresrad dreht sich weiter.

Nach der Ernte ziehen die Pflanzen ihren Saft ein. Die oberen Teile sterben ab. Aber es ist kein grausamer Tod, eher ein Wandel. Wenn wir genau hinsehen, können wir erkennen, dass sie sich vor der

Winterruhe bereits für den Neuanfang gewappnet haben. Die Knospen sind angelegt. Beim Graben der Wurzeln sieht man das Kraftpotenzial, das unter der Erde schlummert. Mutter Erde muss sich nur eine Zeit lang erholen, dann können wir wieder mit ihr rechnen. Das ist tröstlich.

Aus der keltisch-germanischen Mythologie ist wenig oder nur Widersprüchliches überliefert. Aber auch hier stand vor allem der Dank für die Ernte des Jahres im Vordergrund, wenn auch etwas früher als unser Erntedankfest. Die eingelagerten Vorräte für Menschen und Tiere sicherten das Überleben der Familien im Winter. Es herrschte ein Gefühl von Dankbarkeit, Zufriedenheit, Sattheit und Zuversicht, wenn die Ernte erfolgreich war. Der ursprüngliche Sinn eines Erntedankfestes geht mit dem Kommerzdenken inzwischen unter. Beim weltberühmten Münchner Oktoberfest geht es leider nicht mehr um Danksagung oder Brauchtum, sondern nur noch um Kommerz und Konsum.

In den Wintermonaten ruhte die Arbeit auf den Feldern, trotzdem nutzten die Bauern die ruhigere Zeit zum Holzmachen, um die Maschinen instand zu halten, Werkzeuge zu reparieren und die Aussaatpläne für das kommende Jahr vorzubereiten. Die Bäuerinnen raspelten riesige Mengen Weißkohl und setzten sie in großen Steinbottichen zur Gärung an. Das Sauerkraut deckte den ganzen Winter über den Vitamin-C-Bedarf der Familien.

BAUERNREGEL IM OKTOBER

Hilft der Oktober nicht mit Sonne,
hat der Winzer keine Wonne.

ST. MICHAEL ZÜNDET'S WIEDER AN

Manche Obstsorten wurden am Kachelofen getrocknet, andere wie die »Hutzlbirn« im Backhaus. In jedem Dorf gab es einen gemauerten Backofen, den die Dorfbewohner an bestimmten Backtagen gemeinsam nutzten. Die Restwärme nach einem langen Backtag diente zum Trocknen von Obst. Das Trockenobst schoben sich die Schulkinder gern als Pausenbrot in die Taschen. Man nutzte alles, was die Natur hergab, um gut durch die dunkle Jahreszeit zu kommen.

Auf dem Land begann die Zeit der geselligen »Hutzaabende«. »Mariä Lichtmess bläst das Licht aus, Sankt Michael zündet's wieder an.«, sagt ein Sprichwort. Da das natürliche Sonnenlicht nach dem 29. September nicht mehr ausreichte, wurde bei Kerzen- oder Kienspanlicht in der warmen Stube gesponnen, gewebt, gestrickt und ausgebuttert. Die Arbeit ging leichter von der Hand, wenn die Großeltern Geschichten von früher erzählten oder jemand zu den Klängen einer Zither oder der Ziehharmonika Lieder sang.

Im Oktober kommen die dunklen Tage schneller als erwartet zurück. In der Morgendämmerung überziehen Nebelschleier die Täler. Beim Waldspaziergang hören wir die brunftenden Hirsche lauthals röhren. Zahllose Spinnfäden schweben in der Luft über Wiesen und Hecken – wie die weißen Haare weiser alter Frauen, denen der Altweibersommer seinen Namen im Volksmund verdankt. Die alten Frauen waren in früheren Kulturen hoch angesehen. Man schätzte ihren Rat. Heute klingt die Bezeichnung abwertend, was aber nicht ihrer ursprünglichen Bedeutung entspricht. Etwas wehmütig lassen wir den Sommer hinter uns. Aber jede Jahreszeit hat ihre schönen Seiten. Die Vorräte sind aufgefüllt. Viele gemütliche Stunden vor dem warmen Kamin stehen uns nun bevor.

RÄUCHERPFLANZEN ZUR HERBST-TAGUNDNACHTGLEICHE

Für Schüler beginnt ein neues Schuljahr, vielleicht sogar an einer neuen Schule. Von ihnen wird ein Stück mehr Reife erwartet. Sie müssen mit dem Schulbus fahren, sich auf neue Lehrkräfte einstellen. Das erfordert Mut und selbstbewusstes Auftreten. Auch Erwachsenen tut manchmal etwas mehr Selbstbewusstsein gut. Einige Räucherkräuter können bei dieser Herausforderung unterstützen.

Echter Alant

(Inula helenium)

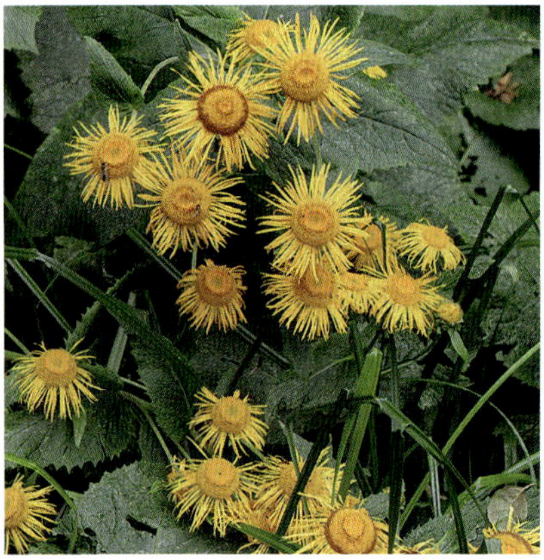

VERWENDETE PFLANZENTEILE: Zungenblüten • dreijährige Wurzeln

WIRKUNG: Sonnenpflanze mit großer Lichtkraft • antidepressiv • aufheiternd • herzöffnend • erwärmend • segnend • reinigend • keimtötend • aufrichtend • Selbstbewusstsein stärkend • bringt positive Energie • bringt gestaute Energien in Fluss

In Pestzeiten wurden die Blätter gegen Ansteckung sogar geraucht. Eine besonders hohe Heilwirkung sagte man der Alantwurzel nach, wenn sie in einem außergewöhnlichen überlieferten Ritual geerntet wurde. Vor Sonnenaufgang lockerte man mit einem Stein die Wurzel. Dann warf man den Stein so hoch wie möglich in die Luft und zog mit einem Ruck den Wurzelstock aus der Erde, noch bevor der Stein wieder den Boden berührte.

Räuchermischung für mehr Selbstbewusstsein – »Nur Mut!«

1 Teil Katzenminze • 1 Teil Wermut • 1 Teil Meisterwurz • 1 Teil Königskerze • 1 Teil Galgant • 1 Teil Fichtenharz

Weitere Räucherkräuter für die Herbst-Tagundnachtgleiche – Selbstbewusstsein: Alant, Dost, Eichenmoos, Eisenkraut, Engelwurz, Eschensamen, Goldrute, Rainfarn, Rosmarin, Salbei, Silberweide, Thymian, Weinraute, Zimt; Myrrhe, Styrax

Meisterwurz
(Peucedanum ostruthium)

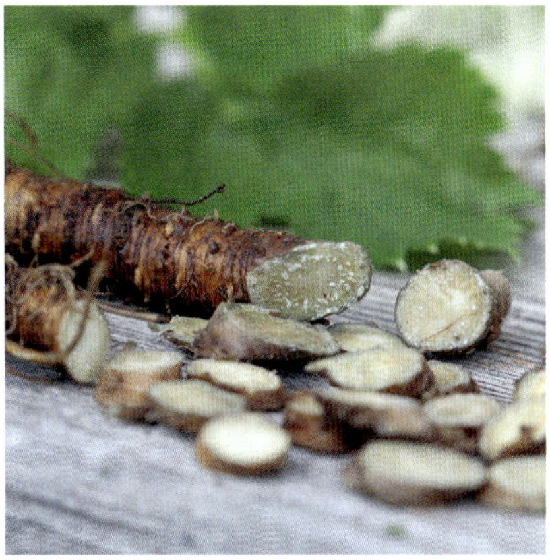

VERWENDETE PFLANZENTEILE: Wurzeln • seltener Blüten und Samen
WIRKUNG: schützend • reinigend • keimtötend • antibakteriell • virenhemmend • lindert Beschwerden der Atemwege • befreiend • belebend • festigend • Abwehrkräfte stärkend • Selbstbewusstsein fördernd • stimmt optimistisch
Zusammen mit Weihrauch wird die Meisterwurz traditionell in den Raunächten verräuchert. Im Alpenraum ist sie eine wichtige Heil-, Gewürz- und Räucherpflanze, was ihr den Namen »Magistrantia«, die Meisterin, eintrug. Jahrhundertelang galt sie als Allheilmittel. Sogar Schnupftabak versetzte man mit einigen getrockneten Blättern Meisterwurz zur allgemeinen Stärkung. Verräuchert weckt die Wurzel unsere Lebensgeister und gibt uns das Vertrauen in unsere eigene Stärke wieder zurück.

Königskerze
(Verbascum densiflorum)

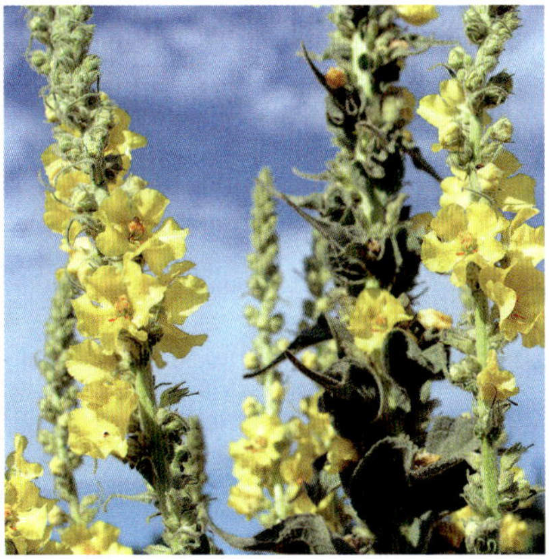

VERWENDETE PFLANZENTEILE: Knospen • Blüten • Samen
WIRKUNG: zum energetischen Reinigen • bei Spannungen und Elektrosmog • ermutigend • fördert das Selbstbewusstsein • stimmungsaufhellend • bei leichten Depressionen
Die große, strahlende Königskerze ist auch eine Wetterpflanze, was ihr den Namen »Wetterkerze« einbrachte. Sie fördert das Selbstbewusstsein und unseren Mut. Außerdem schenkt sie Wärme, Licht und Geborgenheit. Als »Marienkerze« bildet sie den Mittelpunkt beim Kräuterbüschel an Mariä Himmelfahrt. Ihre große Stärke beim Räuchern besteht darin, dass sie negative Energien und Spannungen neutralisieren kann. Ihre gelben Blüten passen sehr gut in Räuchermischungen für den Winter. Sie verbreiten einen honigartigen Duft.

Tipp: Eschensamen

Die Esche war in der Mythologie der Kelten der Mittelpunkt des Universums. Auch der Druidenstab war meistens aus Eschenholz. Eschensamen sind ein altes germanisches Räuchermittel. Sie helfen dabei, einen gebrochenen Willen wieder aufzurichten, das Selbstbewusstsein zu fördern und vor Mobbing und Manipulation zu schützen.

Einstimmung auf die Jahreszeit – Erntedank

- *Ich bin. Ich lebe jetzt, in diesem Augenblick. Was höre ich? Was sehe ich? Was rieche ich?*
- *Ich ernte, was ich gesät habe. Gehe ich achtsam mit der Fülle in meinem Leben um?*
- *Wem kann ich etwas von dem Reichtum in meinem Leben abgeben? Kommen meine Gaben von Herzen?*
- *Welche neuen Fähigkeiten und einzigartigen Menschen bereichern mein Leben? Wofür bin ich besonders dankbar?*
- *Welche Aufgaben konnte ich erfolgreich bewältigen? Worauf kann ich besonders stolz kann?*
- *Ich fülle den imaginären Erntedankkorb dankbar mit meiner ganz persönlichen Ernte des Jahres. Mit Selbstbewusstsein, Mut und auch Beharrlichkeit war ich den Herausforderungen der letzten Monate gewachsen.*

KRAFTORT »AUSSICHTSPUNKT«

Es ist immer etwas Besonderes, für ein Ritual an einen Kraftort in der Natur aufzubrechen. Dort lassen sich die Urkräfte der Elemente Luft, Feuer, Wasser, Erde hautnah erspüren. Im Herbst ist Wasser das vorherrschende Element. Es symbolisiert Themen wie Reifung, Reinigung, das Unbewusste, unsere Gefühle.

Die sorgfältige Vorbereitung für ein Ritual im Freien braucht seine Zeit. Es sollten keine wichtigen Dinge fehlen. Aber der Aufwand lohnt sich. Für unser persönliches Dankesopfer können wir gerade aus dem Vollen schöpfen, denn der Herbst bietet eine Fülle an Gaben. Packen Sie einen großen Korb oder einen Rucksack mit den notwendigen Utensilien. Zunächst sind es Dinge, die man für ein Picknick einpacken würde: eine Decke, eine Flasche Wasser, Wein, ein paar Leckereien zum Genießen, etwas Käse, frisches Brot, ein Messer, einige Äpfel und Nüsse.

Dazu kommt das Räucherzubehör: die Räucherschale mit Sand und Kohle, ein Windlicht oder eine Kerze in einer kleinen Laterne, das Räucherwerk und ein Feuerzeug. Streichhölzer bläst der Wind allzu gern aus. Wer möchte, kann die Kohle auch durch ein Stück Zunderschwamm oder Birkenporling ersetzen. Die Tramaschicht im Pilz brennt lange – wie Zunder. Dieser natürliche Kohleersatz duftet erdig und leicht nach Pilz.

BAUERNREGEL IM SEPTEMBER

Gibt Michaeli Sonnenschein, wird in zwei Wochen Winter sein.

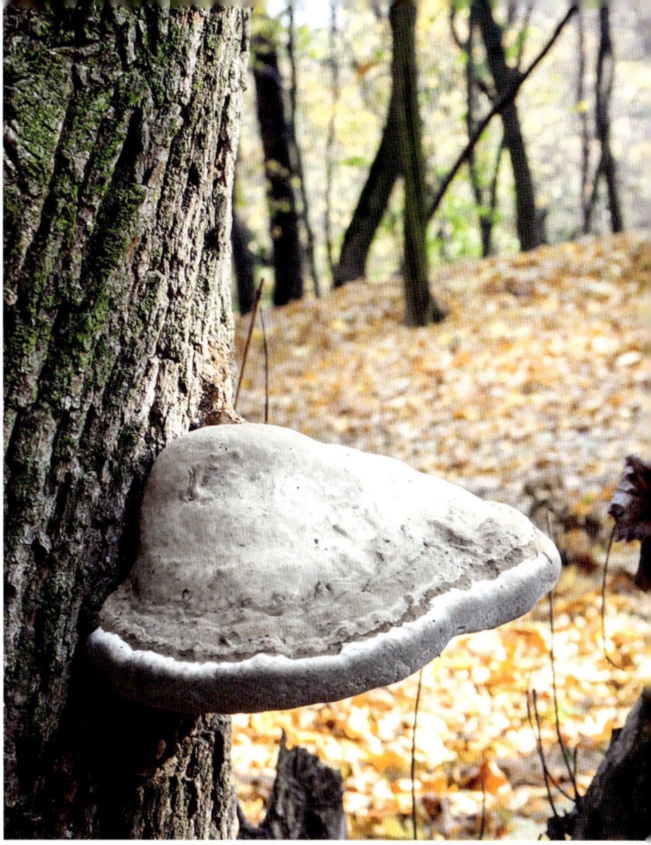

Die Tramaschicht, das filzige Innere des Zunderschwamms, brennt wie Zunder.

BAUERNREGEL IM SEPTEMBER

Im September die Birnen fest am Stiel, bringt der Winter Kälte viel.

Zum Räuchern suchen Sie passende Kräuter und Harze für Ihr Thema heraus. Was ist Ihnen bei diesem Ritual am wichtigsten? Möchten Sie Danke sagen, etwas verabschieden, Neues einladen? Oder brauchen Sie für eine anstehende Sache Unterstützung für Ihr Selbstbewusstsein oder Ihr Selbstwertgefühl? Zu diesem Jahreskreisfest passt außerdem alles, was die Natur gerade hervorgebracht hat: Nüsse, einige Getreideähren, bunte Blätter, Eicheln, Kastanien, Früchte von Wildsträuchern, Steine, Flechten und Blumen. Einiges können Sie noch auf dem Weg zu Ihrem Kraftort mitnehmen.

Wählen Sie einen Aussichtspunkt mit einer Bank und einem alten Apfelbaum oder einen Hügel mit einer kleinen Kapelle vor einer Linde oder Eiche, von wo aus Sie eine herrliche Aussicht haben und doch ungestört vor neugierigen Blicken sind. Idealerweise ist vielleicht eine Quelle in der Nähe. Oder Sie können von dort oben einen Fluss sehen. Sicher kennen Sie einen solchen Ort, der Ihnen neue Kraft schenkt und Ihre Gedanken beruhigt. Einige Opfergaben bleiben später in der Natur zurück. Halten Sie vorab nach einem kleinen geschützten Platz dafür Ausschau.

RITUAL »DANKBARKEIT SPÜREN«

An der geeigneten Stelle angekommen, breiten Sie die Decke aus und legen die mitgebrachten Gaben aus. Für Ihre Opfergaben formen Sie auf dem Boden eine Mulde aus Moos, Gras oder Blät-

BAUERNREGEL IM OKTOBER

Bringt der Oktober viel Regen, ist's für die Felder ein Segen.

tern. Direkt daneben bereiten Sie alles für die Räucherzeremonie vor.

Das Ritual zur Herbst-Tagundnachtgleiche ist gleichzeitig ein Dankesopfer. Wir sagen Danke für alles, was wir bisher erreicht haben. Manchmal fiel uns etwas fast in den Schoß. Bei einigen Dingen mussten wir uns enorm anstrengen, um die gesteckten Ziele zu erreichen. Eventuell sind wir auch gescheitert und es ist ein neuer Anlauf nötig. Immer wieder werden wir im Alltag vor neue Herausforderungen gestellt, mit denen wir fertig werden müssen. Das erfordert Mut, aber auch Demut vor dem Menschsein und dem Machbaren. Die vorbereiteten Erntedankgaben veranschaulichen, wie gut es um unser Leben bestellt ist. Wir besitzen weitaus mehr, als wir zum Leben brauchen.

Entzünden Sie zunächst die Kerze und die Kohle zum Vorglühen. Dann räuchern Sie sich selbst mit der Räuchermischung ab, bevor die Opfergaben und die restlichen Speisen an die Reihe kommen. Legen Sie zwischendurch immer wieder frisches Räucherwerk auf.

Dann legen Sie einen Apfel in die Opfermulde, der ein Symbol für Ihre Ernte des Jahres ist. Dazu kommen ein paar Nüsse. Sie gelten als Totenspeise und kündigen den nächsten Abschnitt im Jahreskreis an. Apfel und Nüsse sind Ihr Geschenk an Mutter Erde, ein Dankeschön für Ihre reiche Ernte, für Ihre erreichten Ziele. Wenn Sie kurz mit den Fingern durchs Haar streichen, bleibt bestimmt ein Haar hängen. Persönlicher als ein Haar kann eine Opfergabe kaum sein. Es enthält Ihre eigene DNA und ist gleichzeitig Dünger für die Pflanzen. Vielleicht haben Sie noch ein anderes natürliches Geschenk, einen schönen Stein, eine Feder oder ein leeres Schneckenhaus? Vermeiden Sie unbedingt künstliche Gegenstände aus Plastik, die nicht im ökologischen Kreislauf wiederverwertet werden können.

BAUERNREGEL IM OKTOBER

Viel Nebel im Oktober,
viel Schnee im Winter.

BAUERNREGEL IM SEPTEMBER

Sind Zugvögel an Michaeli
noch hier, haben bis Weihnachten
lind Wetter hier.

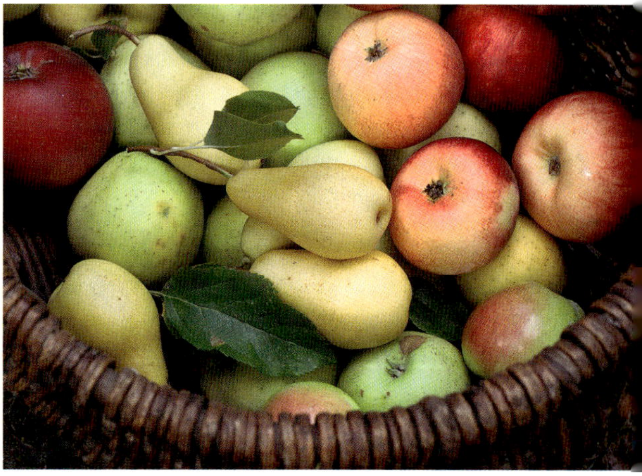

Zur Erntezeit können wir aus der reichen Natur schöpfen. In einem Obstkorb zeigt sich ihre Fülle.

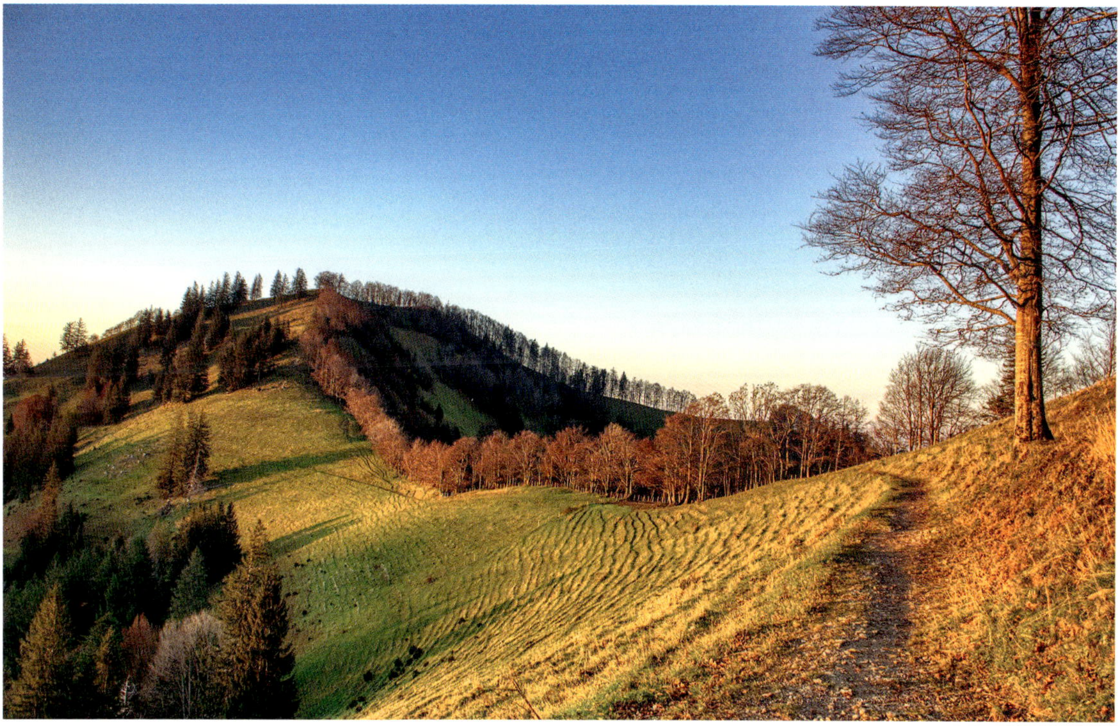

Im Herbst kehrt die Kraft der Pflanzen in den Boden zurück.

Legen Sie einige Getreidekörner und Beeren auf die Räucherkohle. Sie verströmen einen angenehm fruchtigen Duft und verdeutlichen die Fülle der Jahreszeit. Gießen Sie auch einen Schluck Wasser und Wein auf die Erde zum Dank. Ab und zu streuen Sie weitere Kräuter und Harze auf die glühende Kohle.

Bleiben Sie gemütlich auf der Decke sitzen, genießen Sie Ihr Picknick und die herrliche Aussicht. Von hier oben sieht die Welt ganz anders aus, so klein und unscheinbar. Aber Sie behalten den Überblick. Schärfen Sie Ihre Sinne. Schauen Sie ganz bewusst auf die Farben und Formen in der Landschaft. Und wenn Sie etwas essen, dann kauen, schmecken Sie langsam und genüsslich. Lauschen Sie auf die Geräusche rund um Sie herum. Seien Sie achtsam. Es ist Ihr Moment. Sie leben jetzt.

Zuletzt räuchern Sie sich ab und löschen die Kerze. Das Ritual ist damit beendet. Sie können gestärkt und dankbar für die Fülle Ihres Lebens in den Alltag zurückkehren.

BAUERNREGEL IM OKTOBER

Schneit's im Oktober gleich,
wird der Winter weich.

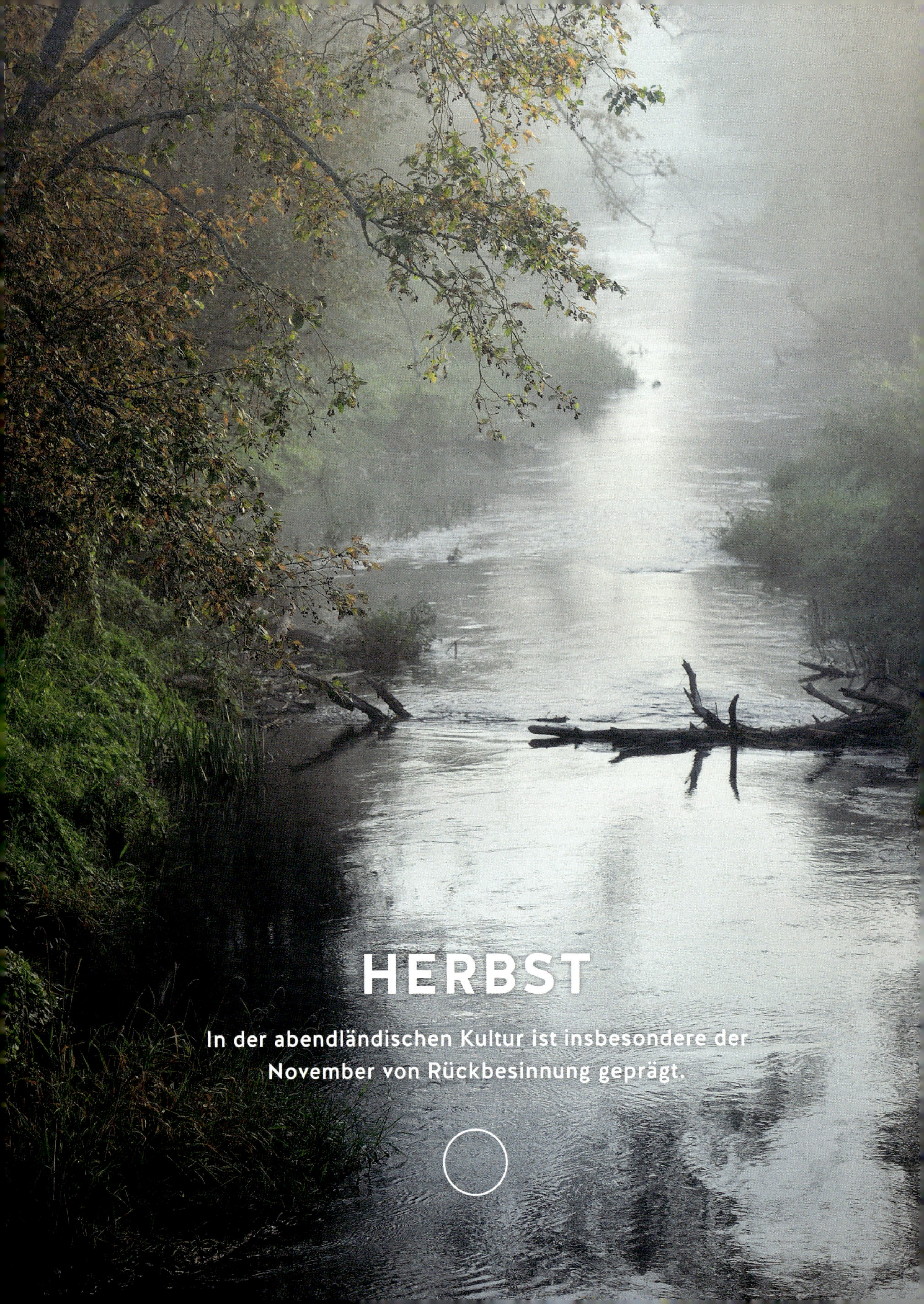

HERBST

In der abendländischen Kultur ist insbesondere der November von Rückbesinnung geprägt.

HERBSTMITTE

Wir können uns entspannt zurücklehnen und kommen endlich zur Ruhe. Es ist Samhain. Der November lädt zum Innehalten ein. Wir nehmen uns wieder Zeit, um die eigenen Bedürfnisse zu erspüren. Räucherdüfte unterstützen uns dabei.

VON NEBEL UMHÜLLT

Im Garten ist alles winterfest gemacht. Die Gemüsebeete sind abgeräumt, nur einzelne Grünkohlbüschel warten noch auf Väterchen Frost. Die letzten raschelnden Blätter türmen sich über den Reisighaufen, die der Igel zu seinem Winterquartier gewählt hat. Für Amseln und Wacholderdrosseln lassen wir einige Äpfel und Wildfrüchte an den Bäumen zurück. Dafür werden sie uns in den nächsten Wochen dankbar sein. Zuletzt wird das Futterhäuschen für die Vögel auf Vordermann gebracht. Dann kann es vor den ersten Frösten aufgehängt werden – in Sichtweite zum Fenster. Das Beobachten der Vögel ist ein willkommener Zeitvertreib in den Wintermonaten. Insbesondere im November und im Januar, wo es wenig Ablenkung gibt. Es ist eine Freude, den gefiederten Freunden zuzusehen. Gleichzeitig geben sie uns das Gefühl, nichts zu verpassen. Als Zuschauer nehmen wir am geselligen Treiben im Garten teil.

Es ist still geworden. Nur manchmal rüttelt ein vorüberziehender Herbststurm an den Fensterläden. Die Tage sind grau, nasskalt und werden immer früher dunkel. Pflanzen und Wurzeln sollten jetzt nicht mehr geerntet werden. Die Natur hat sich zurückgezogen und schläft. Die Bäume sind kahl. In den Morgenstunden hängen dichte Nebelschleier über Flüssen, Weihern und Talsenken. Sie hüllen alles ein, nehmen uns die Sicht. Schwarz, Braun, Grau und Dunkelviolett sind die Farben des Novembers. Wenn nach frostigen Nächten glitzernder Raureif die kahlen Pflanzenstängel und Bäume überzuckert, geht uns das Herz auf. Lässt dann noch die goldene Novembersonne ein paar Strahlen über die Landschaft gleiten, versöhnt sie uns mit den ansonsten düsteren Tagen.

Bei den kalten Durchschnittstemperaturen schrauben wir die Aktivitäten in der freien Natur zurück und bleiben nach Möglichkeit im Haus. Wenn wir unseren wahren Bedürfnissen folgen könnten, wäre jetzt die richtige Zeit für Rückzug, Häuslichkeit und Ruhe. Denn das triste Wetter passt zu un-

---

MONDFEST

Zeitthemen:

- Reifung, Fülle, Dankbarkeit

Keltisch:

- Herbstmitte – Samhain (keltisches Neujahr): 1. November

Christlich:

- Allerheiligen: 1. November
- Allerseelen: 2. November

BAUERNREGEL IM NOVEMBER

Um Allerseelen kalt und klar,
macht auf Weihnacht alles starr.

serer Grundstimmung und zum Thema im Jahreskreis. Naturgemäß halten wir uns am liebsten drinnen auf. Es bleibt wieder mehr Zeit für die Liebe. Wir kuscheln uns vor dem Ofen in eine Wolldecke, holen das Strickzeug hervor, lesen und zünden Kerzen an. Dazu gönnen wir uns eine Kanne Tee. Die Vorratsgläser im Teeschränkchen konnten wir den ganzen Sommer über auffüllen. Ebenso die Kiste mit den Räuchermischungen. Jetzt warten heilkräftige Kräuter darauf, unsere Abwehrkräfte zu stärken. Der Winter kann kommen.

DIE AHNEN EHREN

Dieser Monat besteht im christlichen Jahreskreis aus vielen Gedenktagen. Es beginnt mit Allerheiligen und setzt sich fort mit Allerseelen, dem Volkstrauertag und dem Totensonntag. Allerheiligen und Allerseelen waren als Feiertage für die Verstorbenen bereits im alten römischen Kalender festgesetzt. Einmal im Jahr, an Allerheiligen, versammeln sich Familienangehörige auf den Friedhöfen um die Gräber ihrer Verstorbenen. Als Zeichen der Verbundenheit und Dankbarkeit werden die Gräber mit Blumenschmuck und Gestecken geschmückt und rote Grablichter angezündet. Der Priester hält eine kurze Andacht und segnet die Gräber mit Weihwasser und Weihrauch. Am Volkstrauertag wird der gefallenen Soldaten gedacht, die ihr Leben in den Weltkriegen geopfert haben.

In der keltisch-germanischen Mythologie endete in der Nacht zum 1. November das alte Jahr und es begann ein neues. An Samhain war das Tor zur Anderswelt, zu den verstorbenen Ahnen, geöffnet. Sie mischten sich unter die Lebenden und brachten ihnen ihren Segen. Jetzt konnte man leichter Kontakt zu ihnen aufnehmen, ihre Unterstützung erbitten oder ihre Vergebung. Die Ahnen waren willkommen. Man ehrte sie, indem man ihnen Essen auf die Grabstätte oder aufs Fensterbrett in die Wohnung stellte und für sie räucherte. Auf dem Land höhlte man Runkelrüben aus und beleuchtete sie vor dem Eingang mit Kerzen.
Obwohl von einigen Wissenschaftlern hartnäckig bezweifelt wird, dass Samhain ein Totenfest der Kelten war, hält die Bevölkerung gern daran fest. Später wurde durch die Auswanderer in den USA eine Mischung aus mystischem Herbst- und Erntedankfest daraus.
Als dezente Dekoration für die Haustür an Allerheiligen und später in den Raunächten eignet sich

November – Zeit des Rückzugs. Die Lebenden erinnern sich an Vergangenes, an Verstorbene.

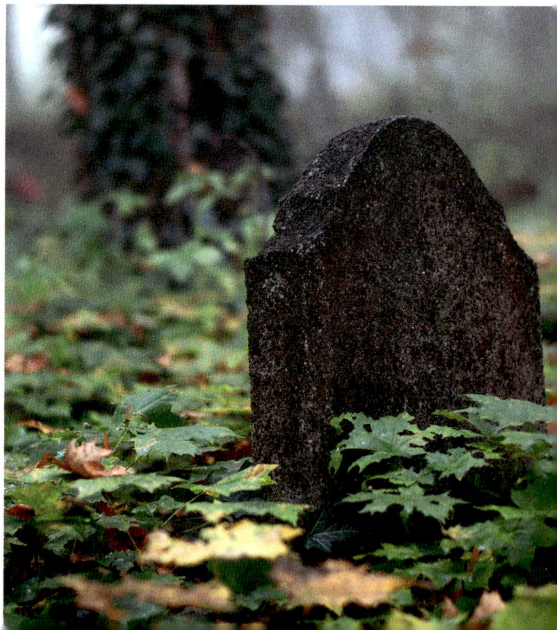

ein Wacholderzweig. Als Türwächter schützt er die Bewohner vor Unheil. Traditionell gilt Wacholder als Schwellenbaum zwischen Leben und Tod. Auch ein Ilexzweig bewahrt die Bewohner vor schädlichen Einflüssen und soll Glück bringen.
Auf den Halloween-Grußkarten des 19. Jahrhunderts tummeln sich bereits Hexen mit Fledermäusen und Kürbissen. Durch den Einfluss des spanischen Totenfestes, bei dem die Angehörigen auf den Gräbern ihrer Verstorbenen ein Festmahl halten, kamen Totenköpfe als weiteres Symbol dazu. In den 1980er-Jahren kam das Halloween-Fest wieder völlig sinnentfremdet nach Europa zurück. Die Marktwirtschaft hatte schnell erkannt, dass sie ein Loch zwischen Sommer- und Weihnachtsgeschäft stopfen konnte, und brachte eine Vielzahl von Scherzartikeln und gruseligen Kostümen heraus. An den Haustüren stehen jetzt beleuchtete Kürbisse mit Fratzen.

MIT ANDEREN TEILEN

Früher durften arme Leute, sozial Schwächere und Kinder in der Oberpfalz am 1. November von Tür zu Tür gehen und betteln. Sie bekamen meist ein »Allerheiligen-Spitzel« geschenkt, das auch »Seelenwecken« oder »Allerheiligen-Spitzwecken« genannt wird. Dabei handelt es sich um einen Hefezopf unterschiedlicher Größe, der als Opfergebäck für die »armen Seelen« speziell an Allerheiligen und Allerseelen gebacken wurde und immer noch wird. Nach katholischem Glauben kann man durch diese Opfergabe seine eigenen Verstorbenen schneller aus dem Fegefeuer erlösen. Heute schenken ihn Paten ihren Patenkindern. Das Gebäck in Form eines geflochtenen Zopfes erinnert an die Haaropfer heidnischer Totenfeiern.
Teilen scheint ein wichtiges Thema für die Qualität der Jahreszeit zu sein. Denn auch St. Martin fällt in diese Zeit. Martinus von Tours (316–397) war bereits mit 15 Jahren beim römischen Heer. Der Legende nach traf er an einem eiskalten Winterabend auf dem Rückweg zum Militärlager einen frierenden Bettler, der nur spärlich bekleidet war. Um ihn vor dem Tod durch Erfrieren zu bewahren, nahm er seinen dicken Militärmantel ab und schnitt ihn mit seinem Schwert in zwei Teile. Eines davon legte er dem Bettler um die Schultern. Martin verließ später das Militär, wurde zuerst Einsiedler und später zum Bischof von Tours ernannt. Obwohl er sich zunächst vor diesem Amt drücken wollte und angeblich in einem Gänsestall versteckte. Der Tag seiner Grablegung, der 11. November, wurde später zu seinem Gedenktag. Für Kindergärten ist der Martinszug ein Höhepunkt im Jahr. Hinter St. Martin, im roten Mantel auf einem Pferd reitend, ziehen sie mit ihren selbst gebastelten Laternen durch die Straßen und bringen Licht in die Herzen der Zuschauer.
Pferde sind bereits fünf Tage vorher ein Thema. Man denkt an St. Leonhard, den Schutzpatron u.a. der Pferde, Fuhrmannsleute und Schmiede, an die Rösser, die das ganze Jahr über als Zugtiere die Schwerstarbeit auf den Feldern und beim Transport übernommen hatten. Ihnen zu Ehren wird der Leonhardi-Ritt abgehalten.

BAUERNREGEL IM NOVEMBER

Wenn die Martinsgänse auf dem Eise geh'n, muss das Christkind im Schmutze steh'n.

RÄUCHERPFLANZEN FÜR DIE HERBSTMITTE

Der Monat November ist in der abendländischen Kultur von Rückbesinnung geprägt. Eine Räucherung mit speziellen Kräutern und Wurzeln unterstützt therapeutische Familienaufstellungen, begleitet langwierige Ahnenforschungen und kann auch bei der Trauerarbeit hilfreich sein. Mit ihrer Hilfe können wir besseren Zugang zu unseren Vorfahren finden.

Angelikawurzel
(Angelica archangelica)

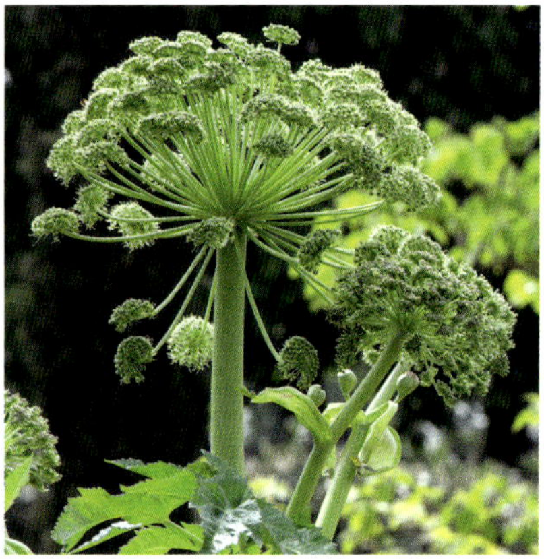

VERWENDETE PFLANZENTEILE: Blüten • reife Samen • Wurzeln

WIRKUNG: harmonisierend • schützend • reinigend • transformierend • bildet einen schützenden Lichtmantel • wirkt antidepressiv • stärkt das Selbstbewusstsein

Im Volksmund heißt sie Engelwurz, denn in ihr wirken die Kräfte der Engel. Unsere Vorfahren sahen in ihr einen Engel in Pflanzengestalt, der die Verstorbenen zum Licht führte, also in das Jenseits begleitete. Für Sterbezimmer und geschichtsträchtige Häuser ist sie eine wichtige Räucherpflanze und für Räume, in denen Depressionen nachklingen. Engelwurz schützt und transformiert alte schmerzvolle Erfahrungen und Erlebnisse und vertreibt Ängste. Sie eignet sich sehr gut zum Abräuchern von Personen.

Räuchermischung für die Ahnen – »Samhain«

1 Teil Beifuß • 1 Teil Salbei • 1 Teil Engelwurz • 1 Teil Misteln • 1 Teil Wacholderbeeren • 2 Teile Fichtenharz

Weitere Räucherkräuter für die Ahnen: Abendländischer Lebensbaum (enthält giftiges Thuyon!), Bartflechte, Eibe (giftig!), Eisenkraut, Erdrauch, Erlenzapfen, Holunderblüten oder -mark, Rosenblüten, Rosmarin; Propolis, Weihrauch, Myrrhe

Mistel
(Viscum album)

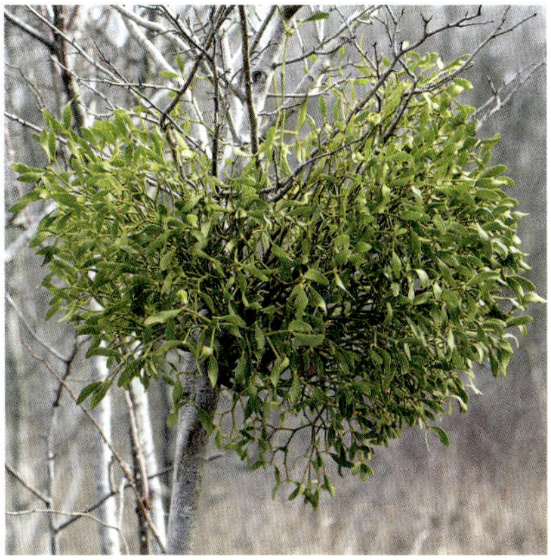

VERWENDETE PFLANZENTEILE: Blätter • zerkleinerte Stängel • Beeren

WIRKUNG: schützend • unterstützt Heilungswünsche • für die Traumarbeit • erhellende Lichtkraft • transformiert negative in positive Schwingungen • für die Ahnen • zum Orakeln

Misteln wachsen als Halbschmarotzer auf Bäumen. Sie befinden sich sozusagen zwischen den Welten und können uns auch als Räucherkraut in andere Welten führen. Die Mistel, die auf Eichen wächst, war die wichtigste keltische Heil- und Zauberpflanze überhaupt. Für deren Ernte ist ein besonderes Ritual überliefert. Sie wächst oft auf Plätzen mit vermehrter Erdstrahlung oder auf Wasseraderkreuzungen. Beim Verräuchern kann sie negative Schwingungen in positive verwandeln. Die Mistel steht uns in vielen Lebenssituationen hilfreich zur Seite.

Wacholder
(Juniperus communis)

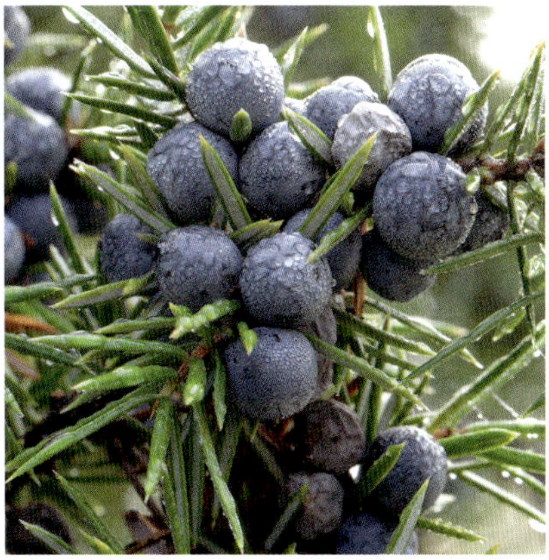

VERWENDETE PFLANZENTEILE: Triebspitzen • Beeren • Holz • Harz

WIRKUNG: reinigend • keimtötend • antiviral • stärkend • schützend • setzt Heilungsimpulse • stärkt die Konzentration • unterstützt den Ahnenkontakt • für Sterbezimmer

Als wertvolle Schutzpflanze mit einer Vielzahl positiver Eigenschaften zählt er in vielen Kulturen der nördlichen Erdhalbkugel zu den wichtigsten und ältesten Räucherpflanzen überhaupt. Bei Kelten, Germanen, den indianischen Stämmen Nordamerikas, bei Schamanen in Nepal und im Himalaya wurde und wird er verräuchert. Früher pflanzte man ihn auf Gräber als Hüter der Schwelle zwischen Leben und Tod. Wacholder bringt uns den Segen der Ahnen. Er eignet sich hervorragend für Ahnenräucherungen und zum Ausräuchern von Kranken- und Sterbezimmern.

Tipp: Salz verräuchern

Natürliches Stein- oder Meersalz, ohne Rieselhilfe oder Jodzusatz, ist eine wichtige Substanz für Heilungsrituale in Haussystemen oder bei Familienaufstellungen. Es eignet sich sehr gut als Zugabe bei Ahnen-Räucherritualen. Vorsicht, Salz zischt und spritzt auf der heißen Glut!

Einstimmung auf die Jahreszeit – An die Ahnen denken

- *Welche Menschen musste ich im vergangenen Jahr für immer verabschieden? Wie gehe ich mit dem Verlust um?*
- *Wie kann ich das Andenken an die Verstorbenen bewahren?*
- *Welches Problem wurde von einer Generation auf die andere weitervererbt und belastet auch mich? Welche Themen muss ich bereinigen und versöhnlich verabschieden?*
- *Von welcher Belastung muss ich mich trennen? Welche Verhaltensmuster sollte ich ablegen?*
- *Wie halte ich es mit dem Teilen und mit der Fürsorge für andere?*
- *Welche neuen Dinge möchte ich in meinem Leben willkommen heißen? Wofür brauche ich den Segen meiner Ahnen?*

KRAFTORT »UFER«

Es ist schwer, am Grab eines überfüllten Friedhofs um einen geliebten Verstorbenen zu trauern. Insbesondere, wenn der Verlust nicht lange her ist und noch sehr schmerzt. Und manchmal kann man schwer verkraften, einen Lebensabschnitt hinter sich zu lassen, der sich sehr vertraut angefühlt hat und jetzt einer Leere gewichen ist. Dann braucht man eigene spirituelle Impulse zum Abschiednehmen und Loslassen.

Im heiligen Raum eines persönlichen Rituals werden Sie die heilsame Wirkung auf Ihre Seele spüren. Wenn Sie das Bedürfnis haben, an einem abgeschiedenen Ort Ihrer Trauer Ausdruck zu verleihen, wäre ein Ritual am Wasser eine Möglichkeit. Wasser gilt als heilig. Es ist das Element der Jahreszeit und hilft uns beim Zugang zur Gefühlswelt und zum Unbewussten. Wenn Sie aufs Meer hinausblicken, die Frische eines Wasserfalls erleben oder am Ufer eines Baches stehen, allein dort zu stehen vertreibt schon trübe Gedanken. Die heilsame Kraft strömt uns zu und fließt in das Ritual mit ein. Als »Seelenschiffchen« setzen wir heute ein Stück Baumrinde, das mit Opfergaben versehen ist, auf einem Fluss ein.

Am besten bereiten Sie schon zu Hause die Räuchermischung »Samhain« (siehe Seite 116) zu und

BAUERNREGEL IM NOVEMBER

Hat Allerheiligen Sonnenschein, wird's um Martini umso kälter sein.

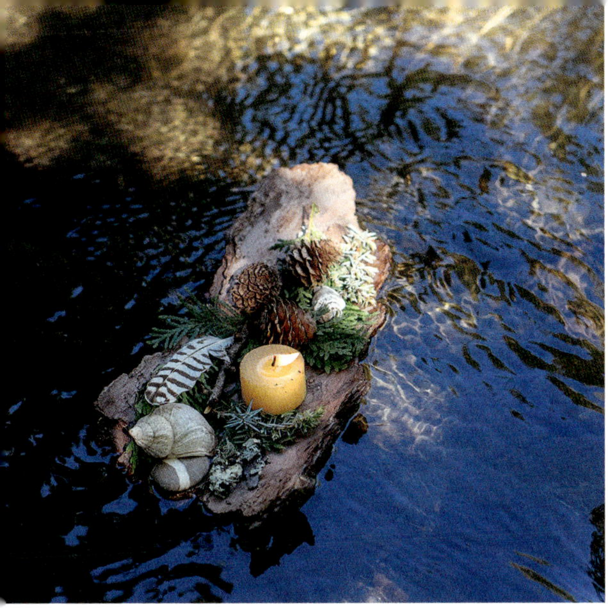

Ein Seelenschiff bahnt sich symbolisch einen Weg auf dem Fluss des Lebens in das Reich der Toten.

füllen diese in ein kleines Glas. Oder Sie stellen eine Auswahl von Kräutern für die Ahnen zusammen. Sie sind hilfreich bei der persönlichen Trauerarbeit und erleichtern den Zugang zur eigenen Bluts- und Ahnenlinie. Etwas Fichtenharz oder Weihrauch rundet die Mischung ab. Wenn Sie um Ihre Liebste oder Ihren Liebsten trauern, legen Sie zusätzlich etwas Rosmarin, Weißdorn, Rosenblütenblätter oder Lavendel dazu.

Dann packen Sie einen Korb mit den wichtigsten Utensilien, die Sie für das heutige Abschiedsritual und ein Rindenfloß brauchen. Nehmen Sie eine alte Decke, ein gutes Taschenmesser, eine Gartenzange, etwas Hanfschnur oder Wolle, einen Stift, eine Schwimmkerze und eventuell ein Foto vom Verstorbenen mit. Wenn Sie mit Holz heizen, findet sich bestimmt ein größeres Stück Rinde bei den Holzstößen, das sich als Floß zum Einsetzen in den Fluss eignet. Vorsichtshalber testen Sie es noch zu Hause in einem Eimer mit Wasser, ob es gut schwimmt. Ansonsten wird man oft auf Holzplätzen im Wald fündig.

Für die Räucherzeremonie brauchen Sie eine Schale mit Sand oder Kies, Streichhölzer, Räucherkohle, das vorbereitete Räucherwerk und etwas natürliches Salz. Wer möchte, kann etwas Wein, Brot oder Hefezopf mitnehmen, um den Verstorbenen bzw. die Ahnen symbolisch zu nähren. Weitere persönliche Opfergaben für das Rindenboot liegen in Ihrem Ermessen. Alles andere können Sie auf dem Weg zum Fluss sammeln.

Wählen Sie eine Stelle am Flussufer, von der aus Sie Ihre Opfergabe möglichst lange beobachten können. Es sollten keine Stromschnellen im Wasser sein, die das Floß schnell zum Kentern bringen. Aber selbst wenn das passieren sollte, wäre das nicht dramatisch oder ein böses Omen. Dann konzentrieren Sie sich eben mehr auf die Räucherung an sich.

RITUAL »FLUSSOPFER«

Auf dem Weg zum Fluss werden Sie weitere würdige Opfergaben finden: schöne Zapfen, Flechten, Wurzeln, leere Schneckenhäuser, besondere Steine, Blätter, bei denen zu dieser Jahreszeit oft nur noch die Blattadern zu erkennen sind usw. Wichtig ist es, natürliche Materialien zu verwenden, die wieder in den Kreislauf der Natur eingebunden werden können. Halten Sie einen längeren Stock bereit, mit dem sich das Floß leicht vom Ufer in die Flussmitte lenken lässt.

BAUERNREGEL IM NOVEMBER

Wenn um Martini Regen fällt,
ist's um den Weizen
schlecht bestellt.

An einer geeigneten Stelle am Uferrand breiten Sie zuerst die Decke aus und legen die Utensilien aus dem Korb bereit. Dann entzünden Sie am Ufer das Räucherwerk und räuchern sich kurz ab. Das Ritual beginnt. Denn das kreative Gestalten während des Räuchervorgangs ist Teil Ihres Geschenks. Meistens muss die Rinde leicht ausgehöhlt werden. Ein Segel zu bauen ist etwas für Fortgeschrittene. Dafür eignen sich kleine Zweigstücke und dünne Kiefernrinde. Das muss aber nicht unbedingt sein. Die Schwimmkerze befestigen Sie mit ein paar Tropfen Wachs in der Mitte der Rinde. Ansonsten würde sie davonschwimmen. Auf die Rinde können Sie einen Segenswunsch für den Verstorbenen schreiben. Flechten Sie aus Gräsern oder der mitgebrachten Wolle einen kleinen Zopf, wie ihn in Ihrer Erinnerung vielleicht Ihre Oma als Dutt festgesteckt getragen hat. Oder legen Sie eine Haselnuss für Ihren Freund darauf, der Ihnen an Weihnachten gern die Haselnussmakronen wegschnappte. Je nachdem, welche Erinnerungen Sie mit dem Verstorbenen verbinden. Oder möchten Sie etwas verabschieden und Neues in Ihrem Leben willkommen heißen? Auch dafür wird sich intuitiv das Richtige finden. Leichtere Beigaben sollten mit der Schnur oder Wachs befestigt werden, andere sind schwer genug, damit sie von alleine liegen bleiben.

Wenn das Rindenfloß fertig geschmückt ist, segnen Sie es zunächst über dem Rauch Ihrer Räucherschale und setzen es dann vorsichtig ins Wasser. Tauchen Sie Ihre Hände ein und schieben Sie es behutsam mit einem frommen Segenswunsch an. Das kalte Wasser löst Ihre Gefühlsstarre und verbindet Sie intensiv mit dem Lebensquell. Tropfen fallen von Ihren Fingern auf die Erde, versickern, tauchen wieder in den ewigen Wasserkreislauf ein. Alles Leben ist in Fluss. Opfern Sie ungeniert Ihre ungeweinten Tränen. Wenn Sie sich allein oder verlassen fühlen, stellen Sie sich vor, dass all Ihre Ahnen hinter Ihnen stehen und Sie unterstützen. Sie sind geborgen. Wie eine riesige Baumkrone entfaltet sich ihr Schutz.

Von Zeit zu Zeit legen Sie weiteres Räucherwerk für die Ahnen auf und streuen vorsichtig etwas von dem mitgebrachten Salz auf die glühende Kohle. Dieses Ritual bietet auch die Chance, sich von einem Familiendrama, das sich durch alle Generati-

BAUERNREGEL IM NOVEMBER

Hängt das Laub
bis November hinein,
wird der Winter lange sein.

Die Nächte werden länger. Kerzenlicht erhellt die dunkle Zeit des Jahres.

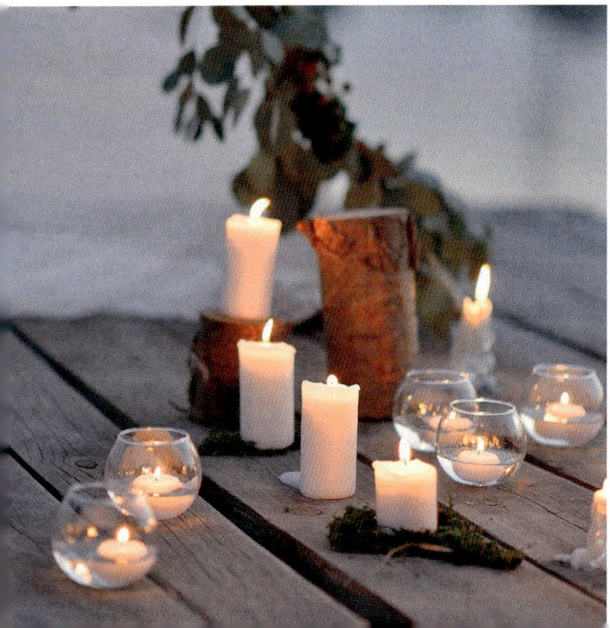

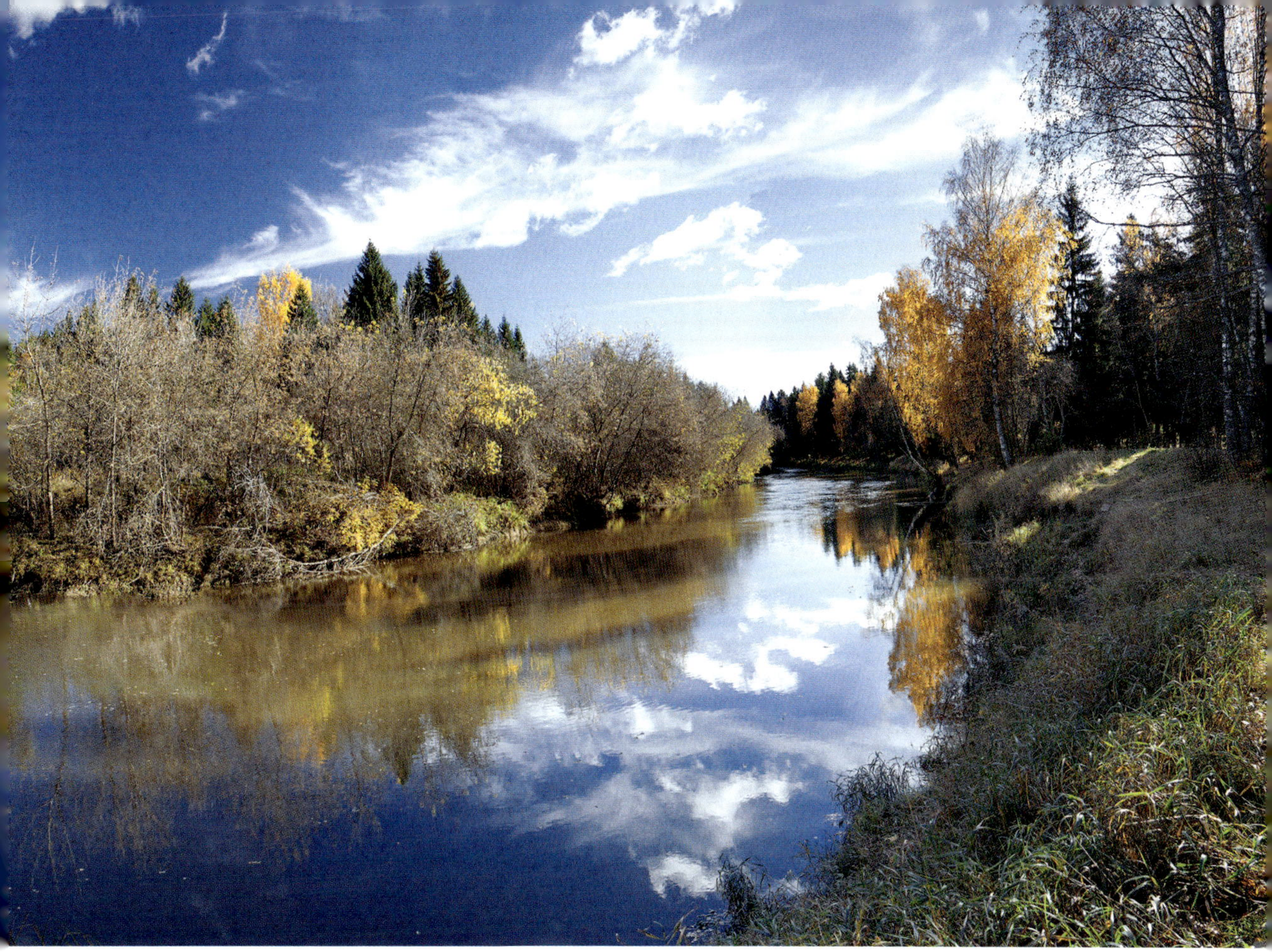

Die Natur zieht sich zurück und sammelt ihre Kräfte. Bald überzieht eine Eisschicht die Gewässer.

onen zog, zu verabschieden. Durchbrechen Sie diese Prägung, indem Sie allen Beteiligten vergeben. Lassen Sie los.

Würdigen Sie Ihre biologischen Vorfahren mit einer weiteren Gabe Räucherwerk. Dann versuchen Sie Ihre Gedanken auszuklinken und auf Ihre innere Stimme zu hören. In aller Stille fühlt man die Verbundenheit intensiver.

Irgendwann ist Ihre Opfergabe nicht mehr zu sehen und Sie möchten das Ritual beenden. Dann bedanken Sie sich, opfern einige Spritzer Wein und einige Krümel Hefezopf und räuchern sich noch einmal abschließend ab. Die Kohle löschen Sie zur Sicherheit im Fluss. Jetzt können Sie den restlichen Hefezopf verspeisen und etwas Wein dazu trinken. Nach einiger Zeit spüren Sie einen tiefen Frieden und die Zuversicht, dass die Verbundenheit mit den Verstorbenen nie verloren gehen wird.

BAUERNREGEL IM NOVEMBER

*Wenn auf Leonhardi
Regen fällt, ist's mit dem Weizen
schlecht bestellt.*

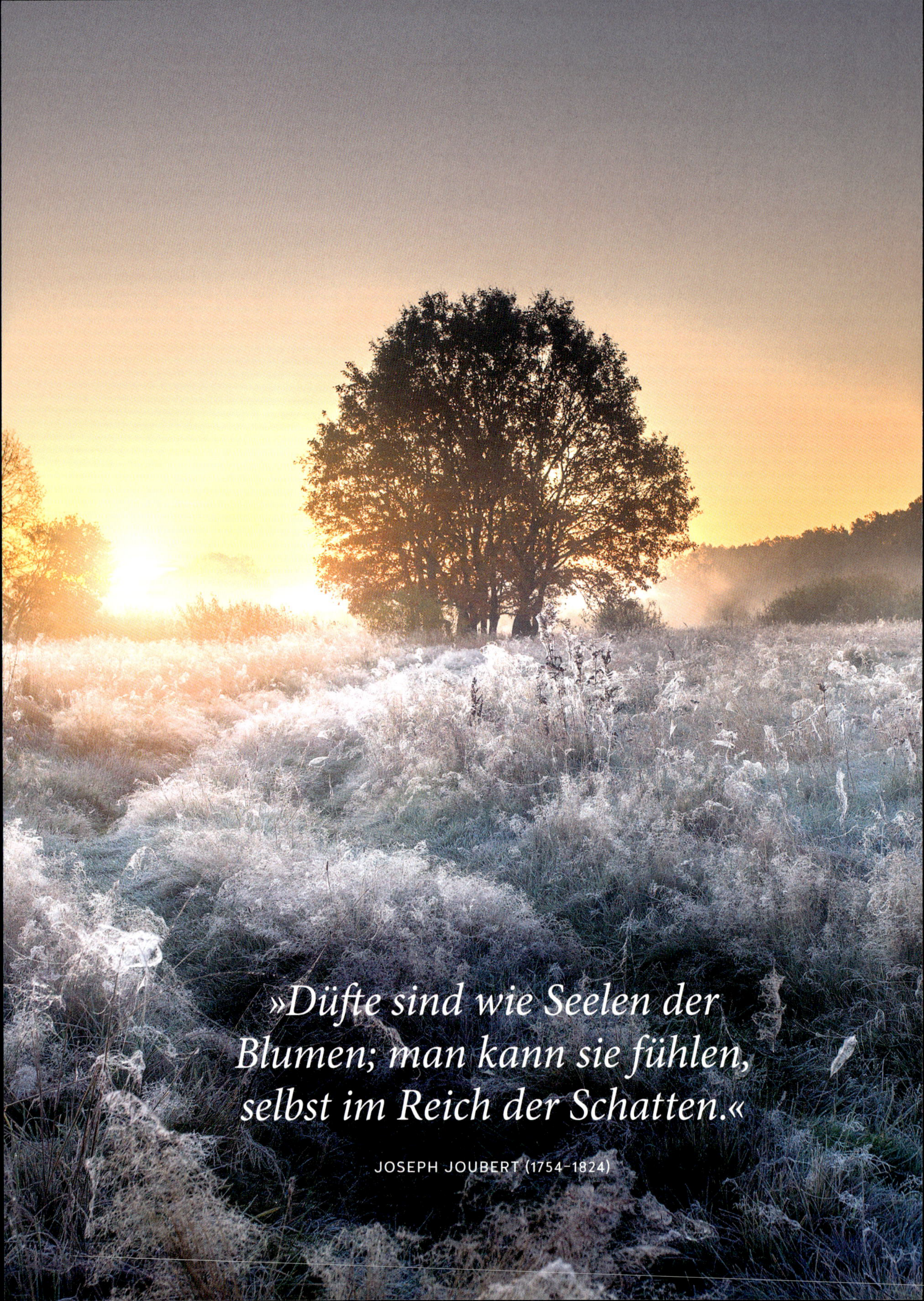

»Düfte sind wie Seelen der Blumen; man kann sie fühlen, selbst im Reich der Schatten.«

JOSEPH JOUBERT (1754–1824)

REGISTER

Register der Räucherstoffe

Sachregister

I/J

K

L

M

N/O

P

R

S

T

V/W

Bildnachweis:

Adobe Stock/akvals: 038; /**Alena:** 107-2; /alexugalek: 122-123; /**cesa53rone:** 112; /DiMar: 099; /**flyinger:** 032; /**Fotoschlick:** 020; /**gadagj:** 055; /h368k742: 087; /**irontrybex:** 114; / **JM Soedher:** 106; /koi88: 064; /**marcus_hoffmann:** 046; /**Maren Winter:** 071-1; /**Marjatta:** 070; /**PatPat:** 073; / **rodimovpavel:** 104; /**sborisov:** 024-025; /**Swetlana Wall:** 031; /**tynza:** 109; /**WIC:** 068; **Alamy Stock Foto/Olena Billion:** 120; /**Frank Hecker:** 107-1; / **imageBROKER:** 039-2; /**Lanmas:** 009; /**Rebeca Sendroiu Glicescu:** 086; / **Steve Taylor/ARPS:** 097; /**UtCon Collection Johannes Gehrts:** 060; **Jochen Arndt:** 012, 016-1, 016-2, 016-3, 016-4, 017-1, 017-2, 017-3, 017-4, 119; **Blickwinkel/F. Hecker:** 010, 098; **Flora Press/Bildagentur Beck:** 062; /**Otmar Diez:** 043-1, 117-2; /**Jacques Durand:** 116; /**GWI:** 095-2; /**Daniela Kunze:** 028; /**Visions:** 117-1; **GAP Photos:** 071-2; **GAP Photos /Jonathan Buckley:** 034, 095-1; /**Keith Burdett:** 081; / **Howard Rice:** 083-2; **Esther Herr:** 022, 054; **iStock/Anatolii Mikhailov:** 088; / **bojanstory:** 092; /**buz:** 072; /**filmfoto:** 021; /**FooTToo:** 042; /**GanzTwins:** 111; /**Helmut Feil:** 002-003, /**Ivan Marjanovic:** 090; /**KatharinaRau:** 043-2; / **Kemter:** 023; /**nancykennedy:** 082; / **salajean:** 035-1; /**ValentynVolkov:** 004, 093; **living4media/Jalag/Olaf Szczepaniak:** 037; **mauritius images/ Bildverlag Bahnmüller/imageBROKER:** 041; /**Caia Image/Paul Bradbury:** 075; /**McPHOTO/Erich Thielscher:** 048; **Shutterstock/Anastasia Petrova:** 044; / **Arina_C:** 110; /**baxys:** 018; /**Doikanoy:** 083-1; /**Ehoenbergfoto:** 056-057; / **Emilio100:** 051-1; /**giedre vaitekune:** 063-2; /**Harry Adam:** 100-101; / **Kichigin:** 078; /**Kosikhina Anna:** 102; / **manfredxy:** 066; /**Niliane Fatima Pierok:** 050; **OlgaOtto:** 051-2; /**Peter Wey:** 058; /**Petr Jilek:** 026; /**Rawpixel.com:** 005, 045; /**Sharky Photography:** 094; / **simona pavan:** 039-1; /**ST-art:** 052; / **Suratn Sridama:** 074; /**Thorsten Schier:** 076-077; /**weha:** 035-2; /**yanikap:** 121; **StockFood/Feiler Fotodesign:** 091; **Friedrich Strauss:** 053, 063-1, 085

Illustrationen: Mat Kovacic: 018; **iStock/Nataliia Omolchenko:** 035; **Shutterstock/Peter Hermes Furian:** 001;

Syndication: www.seasons.agency

SERVICE

Literatur

55 Wildpflanzen im Porträt: nua, Schützdruck GmbH

Bader, Marlies: **Wohnen in guter Energie.** Kösel Verlag, München

Bräutigam, Gabriele Leonie: **Wilde Grüne Smoothies.** Hans Nietsch Verlag, Rossdorf

Fischer-Rizzi, Susanne: **Botschaft an den Himmel.** Edition Grüne Erde, Heinrich Hugendubel, München

Rätsch, Christian: **Räucherstoffe, der Atem des Drachen.** AT Verlag, CH-Aarau

Scherf, Gertrud: **Die geheimnisvolle Welt der Zauberpflanzen und Hexenkräuter.** BLV Verlag, München

Schönfelder, Ingrid und Peter: **Der Kosmos Heilpflanzenführer.** Kosmos Verlag, Stuttgart

Spohn, Margot und Dr. Roland: **Was blüht denn da?** Kosmos Verlag, Stuttgart

Storl, Wolf-Dieter: **Pflanzen der Kelten.** AT Verlag, CH-Aarau

Stumpf, Ursula: **Kräuter für Körper und Seele.** VAK Verlags GmbH, Kirchzarten

Werner, Marco / Bosch, Susanne: **Heilpflanzen des Naturerlebnisgartens in Waldsassen.** Wittmann Druck GmbH, Neumarkt in der Oberpfalz

Gräfe und Unzer Verlag

Dittmer, Diane: **Wald- und Wiesen-Kochbuch.**

Grünwald, Dr. Jörg / Jänicke, Christof: **Grüne Apotheke.**

Nitschke, Adolfine: **Heilsames Räuchern mit Wildpflanzen.**

Rupp, Christel: **Bio-Gärtnern für Selbstversorger.**

Storl, Wolf-Dieter: **Die »Unkräuter« in meinem Garten.**

Wenzel, Melanie: **Meine schnelle Naturapotheke.**

Wenzel, Melanie: **Meine besten Heilpflanzenrezepte für eine gesunde Familie.**

Versand von Räucherzubehör und -pflanzen

www.zunderzauber.de
(Website der Autorin)
www.naturalix.biz
www.galke.com
www.alterras.de
www.dragonspice.de
www.berk.de

Sicherheitshinweise

... zum Umgang mit Feuer und Räucherwerk
Die Räuchermethoden und Mischungen in diesem Buch wurden von der Autorin nach bestem Wissen erstellt und sorgfältig erprobt. Weder Autorin noch der Verlag übernehmen eine Haftung für Schäden, die bei der Umsetzung und Anwendung der im Buch beschriebenen Rituale, Rezepturen, Räuchermethoden und -empfehlungen sowie Ratschlägen entstehen könnten. Die genannten Anwendungsbeispiele sind Erfahrungen und Überlieferungen aus der Volksheilkunde. Sie ersetzen jedoch keine medizinische Behandlung oder Therapie. Jede Leserin, jeder Leser ist für das eigene Tun und Lassen selbst verantwortlich.
Zu beachten sind beim Räuchern die üblichen Vorsichtmaßnahmen beim Umgang mit Feuer.

... für Schwangere, Säuglinge und Allergiker
Bei Vorerkrankungen, Asthma, Allergien und in der Schwangerschaft sollten Sie die Anwendung von Räucherwerk unbedingt mit Ihrem behandelnden Arzt abklären. Asthmatiker müssen nicht grundsätzlich auf das Räuchern verzichten. Für viele ist es zwar völlig ungeeignet, aber auf einige wirkt es entspannend. Die richtige Wahl der Kräuter und Harze ist entscheidend. Auf einem Räucherstövchen mit Sieb verglimmen die Räucherstoffe wesentlich schonender, ohne große Rauchentwicklung. Deshalb ist diese Methode für Asthmatiker besser geeignet.
Während der Schwangerschaft sollten Sie ganz auf das Räuchern verzichten. Viele Pflanzen können Wehen auslösen, wie Rainfarn, Beifuß, Muskatellersalbei oder Sadebaum. Auch in der Wildkräuterküche ist Vorsicht angesagt. Am besten lässt man sich vom Frauenarzt beraten.
Wenn Ihr Nachwuchs das Kindergartenalter erreicht hat, können Sie problemlos in den Kinderzimmern räuchern und die Kinder beim Vorgang mit einbinden. Halten Sie dabei ein Fenster leicht geöffnet. Mit Säuglingen bis etwa drei Jahren im Zimmer sollte man nicht räuchern. Man kann aber das Zimmer ausräuchern, wenn das Baby nicht im Raum ist. Salbei, Rosenblüten oder Lavendel eignen sich dafür sehr gut. Nach dem Räuchern wird kräftig durchgelüftet.

Legende der im Buch verwendeten Symbole

!: Diese Pflanzen enthalten Stoffe, die bei einigen Menschen Allergien, Hautausschläge oder fototoxische Reaktionen auslösen können.
§: Die so gekennzeichneten Pflanzen sind geschützt und dürfen in der freien Natur nicht gesammelt werden.
;: Das Semikolon bei der Aufzählung der weiteren Räucherkräuter bei den Räuchermischungen zeigt eine Trennung zwischen Kräutern und Harzen an.

IMPRESSUM

LIEBE LESERINNEN UND LESER,

wir wollen Ihnen mit diesem Buch Informationen und Anregungen geben, um Ihnen das Leben zu erleichtern oder Sie zu inspirieren, Neues auszuprobieren. Wir achten bei der Erstellung unserer Bücher auf Aktualität und stellen höchste Ansprüche an Inhalt und Gestaltung. Alle Anleitungen und Rezepte werden von unseren Autoren, jeweils Experten auf ihren Gebieten, gewissenhaft erstellt und von unseren Redakteur*innen mit größter Sorgfalt ausgewählt und geprüft.

Haben wir Ihre Erwartungen erfüllt? Sind Sie mit diesem Buch und seinen Inhalten zufrieden? Wir freuen uns auf Ihre Rückmeldung. Und wir freuen uns, wenn Sie diesen Titel weiterempfehlen, in Ihrem Freundeskreis oder bei Ihrem Online-Kauf.

Sollten wir Ihre Erwartungen so gar nicht erfüllt haben, tauschen wir Ihnen Ihr Buch jederzeit gegen ein gleichwertiges zum gleichen oder ähnlichen Thema um.

KONTAKT ZUM LESERSERVICE

GRÄFE UND UNZER VERLAG
Grillparzerstraße 12
81675 München
www.gu.de

GRÄFE UND UNZER

Ein Unternehmen der GANSKE VERLAGSGRUPPE

GU ist eine eingetragene Marke der GRÄFE UND UNZER VERLAG GmbH, www.gu.de

ISBN 978-3-8338-8196-1
1. Auflage 2021

Projektleitung: Ariane Heger, Susanne Kronester-Ritter
Lektorat: Angelika Lang
Bildredaktion: Esther Herr, Natascha Klebl (Cover)
Umschlaggestaltung und Layout: ki 36 Sabine Krohberger Editorial Design, München
Herstellung: Petra Roth
Satz: Marion Feldmann
Reproduktion: Longo AG, Bozen
Druck und Bindung: Firmengruppe APPL, aprinta druck, Wemding

Umwelthinweis:
Nachhaltigkeit ist uns sehr wichtig. Der Rohstoff Papier ist in der Buchproduktion hierfür von entscheidender Bedeutung. Daher ist dieses Buch auf PEFC-zertifiziertem Papier gedruckt. PEFC garantiert, dass ökologische, soziale und ökonomische Aspekte in der Verarbeitungskette unabhängig überwacht werden und lückenlos nachvollziehbar sind.

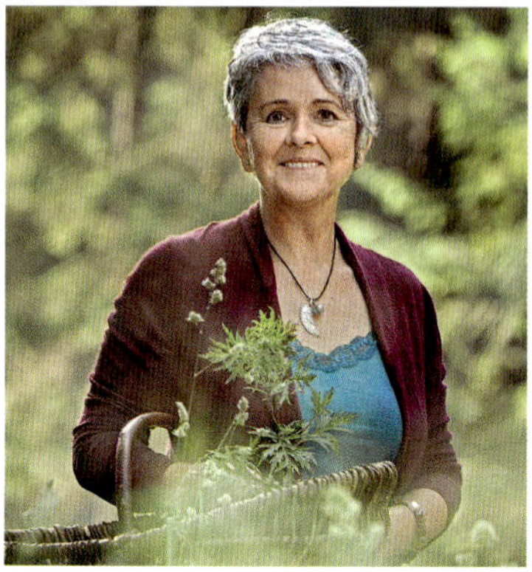

Die Autorin
Adolfine Nitschke gibt als zertifizierte Wildkräuterführerin ihre Leidenschaft für die »grünen Wilden« bei Kräuterwanderungen, Räuchervorträgen und Kreativkursen an Interessierte weiter. Im Fokus stehen dabei heimische Pflanzen, die in der Volksheilkunde, Wildkräuterküche und insbesondere in der Räucherschale Verwendung finden. Es ist ihr ein großes Anliegen, bei vielen Menschen die Leidenschaft für Wildkräuter und die Lust am Räuchern zu entfachen. Die Autorin stellt hochwertige Räuchermischungen aus vorwiegend selbst gesammelten Kräutern und Harzen her, die sie auch über ihre Website verkauft. Mehr dazu und zu ihrer Arbeit unter www.zunderzauber.de

Danke
Mein größter Dank gilt »Mutter Erde«! Sie versorgt uns mit mehr, als wir zum Leben brauchen. Und ein großes Dankeschön euch allen, die ihr achtsam durchs Leben geht und die Natur schützt! Ihr setzt euch trotz mächtigen Gegenwinds dafür ein, dass unsere Erde auch für künftige Generationen ein lebenswerter Planet bleibt.

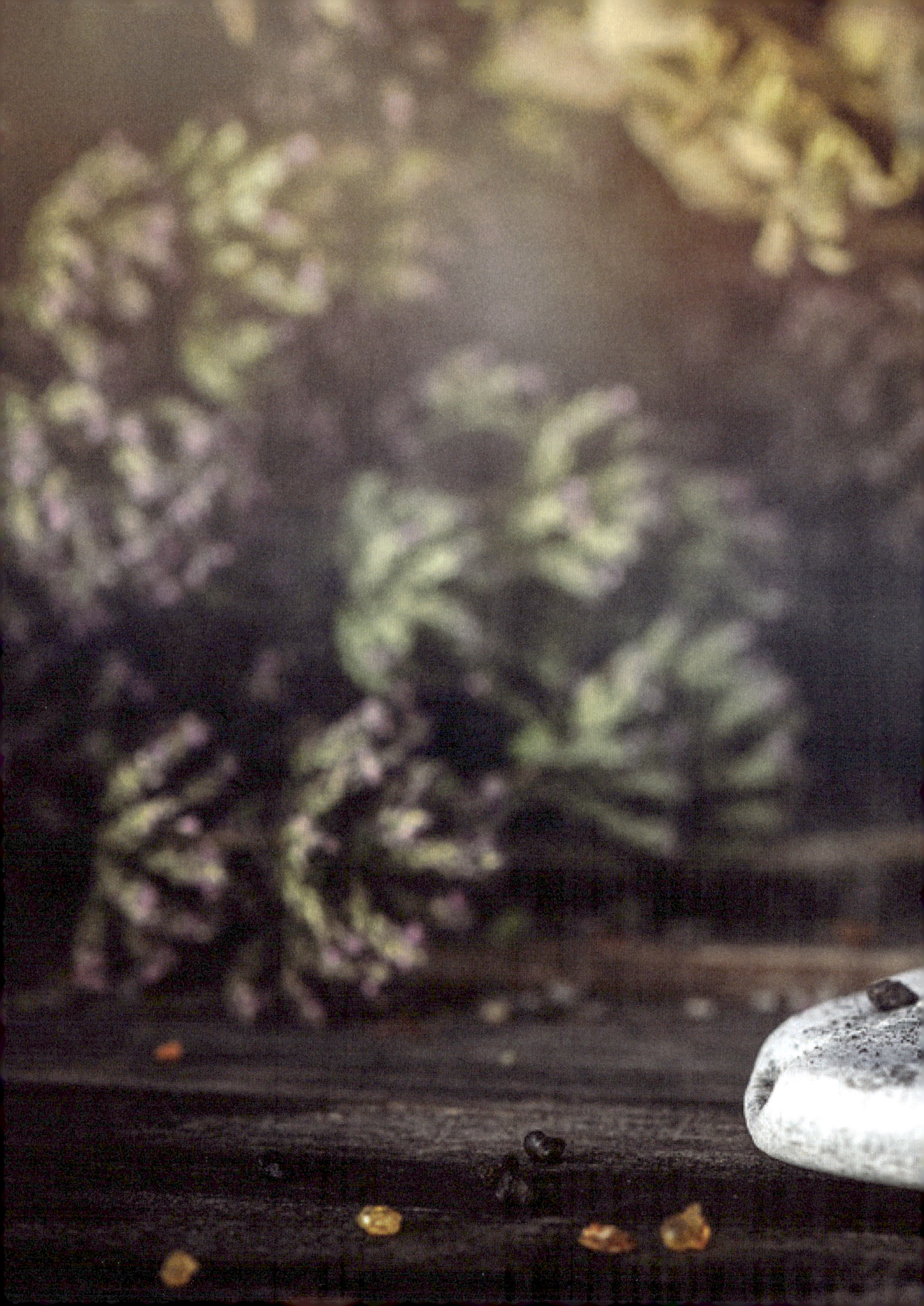